LA MÉDECINE DE LA BEAUTÉ

DOCTEUR VALÉRIE LEDUC

Avec la collaboration
de Marie-Bénédicte Gauthier et David d'Équainville

LA MÉDECINE DE LA BEAUTÉ

ÉDITIONS DU SEUIL
57, rue Gaston-Tessier, Paris XIXe

ISBN 978-2-02-144851-1

www.seuil.com

À toutes les femmes que je rencontre au quotidien,
qui m'inspirent et que j'admire.

À mes parents, qui m'ont offert un bagage inestimable
pour la vie, une enfance heureuse, baignée d'amour.

À mes quatre fils : ma fierté,
la plus belle de mes réussites.

À Xavier, mon plus jeune fils, et mon associé
dans le futur projet Eighty-Five %,
consacré au vital triptyque Beauté/Santé/Bien-Être,
qui verra le jour prochainement.

Préambule

7 h 30. Tous les jours j'applique une règle simple et à la portée de tous, ne jamais manquer de faire à pied les trajets accessibles à ce moyen naturel de locomotion, trop souvent mis de côté par nos mauvaises habitudes contemporaines. Je n'ai pas oublié les leçons du père de la médecine, Hippocrate, il y a plus de deux mille ans, « la marche est le meilleur remède de l'homme ».

Marcher, l'atout santé aux mille vertus, qui augmente la densité osseuse et prévient l'ostéoporose, assouplit les articulations, tonifie le cœur, améliore la circulation sanguine (artérielle et veineuse), diminue le mauvais cholestérol et la tension artérielle, et, par conséquent, les risques d'une maladie cardio-vasculaire et d'AVC. En une heure de marche, 250 calories sont dépensées, aidant à la bonne gestion pondérale de nos vies sédentaires.

7 h 30 est l'heure idéale pour profiter d'un air moins pollué. J'aimerais marcher nu-pieds, une marche qui entretient la flexibilité de la voûte plantaire, importante pour le retour veineux, mais le sable ou l'herbe

des vacances sont plus propices. Je me contente de faire le trajet *pedibus cum jambis*, cela tonifie le corps, galbe la silhouette et accroît les fonctions cognitives : « Pour mieux apprendre, à nos baskets ! » L'activité musculaire produit des protéines qui décupleraient les capacités du cerveau.

J'ai la chance de pouvoir rejoindre à pied le cabinet où j'exerce, celui que j'ai fondé afin de mettre à profit mon expérience au service de la beauté des femmes et des hommes, pour les aider à retrouver le meilleur d'eux-mêmes. Car aujourd'hui plus qu'hier, les moyens thérapeutiques le permettent, définissant les contours d'un nouveau champ médical, une véritable médecine de la beauté, que j'ai contribué à faire naître, à installer et à faire évoluer autour d'une trilogie mouvante qu'il convient d'harmoniser : la beauté, la santé et le bien-être.

C'est une médecine multicarte, une médecine préventive, une médecine qui soigne et qui lutte contre le vieillissement, en tenant compte du patient dans sa globalité. Sa pratique est comparable à celle de la médecine du sport qui rassemble un corpus d'expertises et d'expériences cliniques autour des accidentés du sport, mais aussi autour d'une mise en forme optimale de ceux qui souhaitent relever des défis. C'est pourquoi j'ai rassemblé les savoir-faire médicaux les plus innovants, mobilisés selon leur efficacité, en tenant compte des technologies et des différentes recherches, en sélectionnant les protocoles les plus pertinents. Il n'y a rien de superflu en matière de médecine de la beauté, dans un monde toujours plus pollué, toujours plus anxiogène.

Rendre florissante la beauté, par essence subjective, est un engagement qui mobilise. C'est pourquoi j'ai eu très tôt conscience du rôle de la formation pour exercer cette discipline. Pas de médecine de pointe sans une mise à jour permanente de son corpus de connaissances, toujours pour améliorer la qualité des réponses données aux patientes, dans le respect de la singularité des parcours de chacune.

Tout au long de ma carrière, je me suis mise à la place de mes patients. Est-ce que je serais prête à subir tel protocole ? Aurais-je la volonté d'appliquer ce conseil ? Le sport fait aujourd'hui partie des recommandations que je donne inlassablement. Pourtant, il y a quelques années, je ne pratiquais jamais d'activités sportives, par choix et par manque de goût, car je n'avais pas été initiée à la culture de l'éducation physique. Depuis, je m'applique à corriger ce défaut, ce qui m'a demandé énormément de volonté. Je peux alors révéler à mes patientes, pour les motiver à franchir le pas, ce passé de « paresseuse », tant la bienveillance est de mise quand il s'agit de parier sur le beau, pari que tout le monde peut prendre, tout comme celui de la fantaisie, de l'envie, de la curiosité.

De la place de l'épigénétique au rôle du microbiote, des innovations de la biologie quantique à l'utilisation de la lumière, en passant par le traitement algorithmique des données, toutes ces innovations ont ouvert la voie à une révolution des soins en matière de beauté et ont impacté le parcours thérapeutique des patients, leur donnant l'occasion de remiser au vestiaire la série noire de soins esthétiques dépassés. Si la beauté est un sujet complexe, la médecine est une pratique de responsabilisation utile pour reconsidérer la beauté comme une opportunité à saisir et non pas comme un artifice à maintenir coûte que coûte ou une obsession à célébrer en permanence.

La première maison de la Médecine de la beauté a ouvert ses portes à Genève, lorsque j'ai créé le Centre médical de la beauté de la jambe et de la silhouette, dans le cadre du mythique hôtel de La Réserve. Expérience d'un lieu magique entouré d'un staff des plus compétents : ostéopathes, nutritionnistes, thérapeutes et coachs sportifs, complétant les cures *better-aging* de très grande qualité. J'y ai découvert une culture du sport très développée. Mais en vraie Parisienne que je suis, depuis plusieurs générations, Paris me manquait et le concept de la Médecine de la beauté s'imposait à moi dans cette ville.

Il y a de l'allégresse dans une ville qui s'éveille. Un nouveau jour qui se lève est plein de promesses pour ceux qui ont appris à le saluer avec bienveillance. La chance d'être en bonne santé, sur deux jambes actives, de voir, de toucher, de sentir la vie et de savoir qu'on y participe, est une bonne fortune à saluer comme il se doit. C'est une discipline, à la fois une gymnastique de l'esprit et une hygiène de vie, aidant chacun à cultiver son énergie.

Tout le monde rencontre des épreuves. La question est de savoir comment les affronter en stimulant une joie de vivre faite de petits riens, de pensées-plaisirs qui viendront soutenir la vitalité. Il s'agit d'entraîner son cerveau à l'éveil, un éveil constructif, en privilégiant les parcours neuronaux les plus aptes à aborder la journée positivement, comme la méditation aide à mettre ses pensées et ses rythmes physiologiques en harmonie avec la lumière du jour.

Que le ciel soit nuageux, pluvieux ou ensoleillé, je le regarde avec la satisfaction de la première fois, et je me réjouis chaque matin des merveilles de Paris, ma ville natale, une ville-monde dont la présence provoque toujours en moi un sentiment de ravissement. Sur mon chemin, en traversant la Seine, le paysage qui s'étend de part et d'autre du pont déclenche un afflux de sérotonine, comme toutes les belles choses qui attirent attention et curiosité selon le regard qu'on leur porte, paysages, œuvres d'art, personnalités.

Ce puissant neurotransmetteur, souvent appelé *hormone du bien-être* ou *hormone du bonheur*, aide les neurones à communiquer. Chargé entre autres de réguler les émotions et, d'une façon plus générale, de protéger l'organisme contre les désordres intérieurs, il est particulièrement utile. Son déficit pourrait stimuler d'autres envies, comme de franchir le parapet et de sauter à l'eau, un taux de sérotonine faible étant connu pour entraîner des comportements dépressifs, voire suicidaires.

Au cortisol, son antagoniste, sa version sombre, je préfère évidemment la sérotonine, l'hormone du bonheur. Pourquoi se priver de ses bienfaits ? Alors que l'on peut stimuler sa sécrétion en faisant du sport, de la méditation, des massages, en mangeant du chocolat noir ou des noix... J'adore les noix, peut-être à cause de la présence de leur précurseur, le tryptophane, présent aussi dans les œufs et la volaille, pourvu qu'il soit associé, pour être assimilé par l'organisme, à des glucides, comme du pain complet, des pâtes ou du riz complets.

De l'autre côté de la rive, je me rapproche du cabinet et d'une journée dense. Je marche d'un bon pas, presque sportif, éprouvant le plaisir d'avancer. Je m'apprête à saluer mes premières patientes, à les aider à consolider leur bien-être, assistée de leurs propres atouts qu'elles sous-estiment trop souvent, à cause d'une perte de confiance ou de méconnaissance, alors qu'elles ont toutes les cartes en main pour vivre épanouies, selon leurs souhaits et leur volonté d'indépendance. J'ai conscience de la responsabilité que je prends en les recevant, la beauté allant de pair avec la santé. Mais j'ai voulu une médecine de la beauté aussi impatiente de résultats que mes patientes. Et je m'en réjouis chaque jour.

CHAPITRE 1

TRANSMISSION ET HÉRITAGE

Le regard que je porte sur mon parcours

La problématique

Au mitan de leur existence, une trop grande majorité de femmes hésitent sur la direction à prendre, alors que les années après ce cap peuvent rapidement compter double. Certaines sont souvent résignées, presque bloquées par un regard social aussi accueillant qu'une porte de prison, ne rigolant ni avec l'âge du capitaine ni avec celui de la fameuse ménagère, à la cinquantaine convoitée par tous les publicitaires pour son pouvoir d'achat.

Âge, profession... Quoi, déjà 50 ans ? Désolé, il n'y a plus de rôle à jouer ni d'aventures à attendre ! Les prolongations n'ont pas été prévues. Devant les portes qui semblent se fermer, le découragement et la mésestime de soi font tous les jours de nouvelles victimes. « Les hommes, c'est terminé », déclare une patiente à la recherche d'un peu de sérénité après un deuxième divorce. D'autres regardent, effarées, l'allongement de la durée de la vie, comme si elles n'étaient plus vraiment concernées par cette bonne nouvelle, trop abattues par cette discrimination symbolique sur laquelle la société tout entière semble s'être mise d'accord. Leurs entreprises ne les ont-elles pas casées dans la catégorie senior dès 45 ans ?

Comment voulez-vous, dans ces conditions, ne pas subir le poids de ce regard collectif déformant l'image des cinquantenaires, jusqu'à les faire renoncer à elles-mêmes, à leurs capacités à se sentir belles et désirables ? Sans devenir une passionaria du pomponnage, à la pointe des codes avant-gardistes, entre high-tech et *wellness*, toujours en quête des formes nouvelles de féminité, est-il possible de ne pas laisser ce virage de la cinquantaine emporter les femmes à la casse des clichés sur la beauté, qui altèrent leur confiance en elles ? Existe-t-il une issue à ce tournant truffé d'embûches ?

À ce sujet, le témoignage d'une patiente en quête de renouvellement, inspirée par la scène d'une comédie vue au cinéma, est éloquent. Lors de la première consultation, elle explique comment elle avait porté devant son compagnon, par pure provocation et par jeu aussi, une passoire renversée sur la tête, sans que celui-ci réagisse. Pas facile de se sentir belle et désirable lorsque l'homme que vous aimez ne voit plus la femme que vous êtes. Imaginez le choc, que vous soyez un homme ou une femme, d'être devenu invisible alors que vous pensiez être unique. Même si ce phénomène de cécité attentionnelle a été identifié par deux chercheurs[1] en

1. Christopher Chabris et Daniel Simons.

psychologie cognitive de l'université Harvard, dans le cadre d'une célèbre expérience intitulée *The Invisible Gorilla*[1], le résultat n'en a pas moins été traumatisant pour celle qui n'avait pas du tout envie de devenir le gorille invisible de son couple. On la comprend.

L'histoire de cette femme est représentative d'un phénomène qui pourrait tout aussi bien s'appliquer à celles d'une autre génération, n'ayant pas encore atteint la cinquantaine. Mais, dans les différents cas de figure, toutes sont habitées de la même envie de capter la lumière provenant de leurs qualités, en restant elles-mêmes. Elles ne croient plus en aucun modèle de beauté, le temps des égéries et des fascinations adolescentes est passé. La femme qu'elles souhaitent devenir ne renie rien de son passé, tout en ne souhaitant pas non plus manquer les opportunités du présent. Leur modernité est de croire en l'avenir, en leur avenir, malgré les obstacles et les difficultés. Elles sont à la recherche de réponses adaptées à leur cas, capables de magnifier avec pragmatisme le caractère unique de leur potentiel. Elles attendent d'une nouvelle approche de la médecine consacrée à faire de la beauté, dans un cadre médical, c'est un point important, une réalité à la portée de toutes les

1. *Le Gorille invisible* est une expérience qui, en faisant traverser un faux gorille devant des témoins occupés à regarder un ballon circuler entre deux équipes, démontre que le faux gorille reste invisible tant que les témoins ont leur attention fixée ailleurs, alors que celui-ci est pourtant incroyablement présent sur scène.

singularités. Elles refusent de subir la pauvreté d'un seul choix, une seule technique, une seule lecture des symptômes.

Leurs besoins ont aidé à structurer la médecine de la beauté qui développe une approche holistique personnalisée, une médecine naturelle dans ses intentions thérapeutiques, n'écartant pas toutefois, par principe, l'innovation dans la pratique des soins non invasifs, au contraire. En son temps, les premiers pas de la médecine du sport furent aussi considérés tel un ovni, avant de s'imposer progressivement et de devenir une spécialité incontournable et exigeante. Il en a été de même pour la médecine de la beauté qui est une médecine qui s'inspire des travaux les plus avant-gardistes de la recherche médicale et qui, en cas de besoin, s'appuie sur d'autres acteurs médicaux, partenaires de sa démarche. De plus, en préambule du diagnostic, les grands principes de l'anamnèse ont été élargis à des domaines souvent jugés à tort peu importants, complétant ainsi les seuls antécédents médicaux. Désormais, le protocole d'investigation tient compte aussi des données de l'hérédité, du mode de vie, de la sexualité et de l'état mental, une quadrilogie essentielle pour vivre harmonieusement.

Symptômes

Dans l'intimité du cabinet, rentrant le ventre à l'examen clinique, les patientes ont du mal à se confier naturellement, malgré le secret médical. De prime abord, initier la question de la beauté est presque impossible sans avoir pris le temps d'instaurer un climat de confiance. Cela commence par des attentions, dès l'accueil, qui doit être des plus aimables, ritualisé par une musique de détente ou entraînante, selon les moments, accompagné d'un parfum agréable. À celles qui sont en avance, un peu de lecture et une fontaine de boissons détox sont à leur disposition, sachant que l'horaire du rendez-vous doit être respecté. Une règle de conduite que s'impose en premier lieu la thérapeute. L'étymologie de l'accueil ne vient-elle pas du latin *accolligere*, qui signifie rassembler ?

Lors de l'établissement du premier bilan, afin de repérer les parcours et d'en ajuster la direction en connaissance de cause, les principaux marqueurs socioculturels sont recherchés. Ce sont les habitudes à l'importance souvent ignorée, malgré le poids de certains héritages, qui ont servi à la construction d'un mode de vie, la plupart du temps en déséquilibre au moment de la consultation. À partir de questions, voire d'examens complémentaires, l'objectif est de rassembler les informations nécessaires à la compréhension de l'équilibre de la patiente, l'optimum physiologique auquel elle peut prétendre, afin de choisir les moyens médicaux les plus à même de lui conserver son intégrité. Le premier geste de la médecine de la beauté est d'optimiser le métabolisme en misant sur la prévention.

Toutefois, l'impossible ne fait pas partie des promesses de départ. Mettre un rond dans un carré ou une femme à forte poitrine dans un chemisier de taille 38 n'est pas du ressort de la thérapeutique de la beauté. Il ne faut pas s'attendre à une révolution avec mots d'ordre et exécutions. Il s'agit d'une approche globale de la patiente, afin que les femmes puissent profiter d'elles-mêmes en prenant conscience de leurs possibilités. Et ce premier pas n'est pas gagné. Le manque de confiance domine. De génération en génération règne un virus contaminant les mentalités trop dictées par le regard des hommes, pas toujours tendre, ou d'autres facteurs iatrogènes aboutissant systématiquement à la même conclusion abusive : « Qu'est-ce que je suis nulle au fond. » Cela tombe bien, c'est le fond que la médecine de la beauté souhaite traiter. D'abord en révisant intégralement le protocole de la consultation, avec des outils taillés sur mesure.

Un bilan médical de beauté composé d'un entretien poussé aborde toutes les facettes de l'histoire de la patiente, ses antécédents personnels et familiaux, son mode de vie, son environnement, ses cycles de sommeil, son psychisme, etc. Un examen clinique établit une cartographie à date du profil morphologique et dermatologique, de l'état vasculaire et d'autres sujets d'investigation. Avant de poser un diagnostic, les informations et les conclusions sont partagées de façon explicite. Il y a belle lurette que la posture du médecin aux ordonnances à suivre aveuglément semble ridicule et dépassée, contre-productive même. La médecine de la beauté n'exerce pas une tyrannie de certitudes. Elle est le fruit d'une écoute attentive des aspirations personnelles en regard de signes symptomatiques repérés à l'examen, et d'un dialogue le plus ouvert possible. Surtout, jamais de conclusions hâtives !

– **Un problème de jambe**

Jambes lourdes, jambes sans repos, œdèmes des pieds et des chevilles, la souffrance liée à des raisons esthétiques, à l'apparition de varicosités donnant aux jambes un aspect vieille dame avant l'âge, est récurrente. Il y a même de très jeunes femmes qui réclament la disparition de minuscules capillaires, quasi invisibles, tant elles ont la hantise des jambes de leur maman. Et l'esthétique, peu importe la cause, reste toujours au centre des préoccupations. Chaque fois, les patientes sont en quête d'une réparation de leur image.

C'est un problème qui a pris toute son acuité depuis que les femmes se sont emparées du rêve lancé par la styliste anglaise Mary Quant avec la mini-jupe, apparue en 1962. « Les jambes des femmes sont comme des compas qui arpentent le globe terrestre en tous sens, lui donnant son équilibre et son harmonie », déclarait Charles Denner, quinze ans plus tard, en 1977, dans *L'Homme qui aimait les femmes*, de François Truffaut.

Dans ce cadre, point de place pour les varicosités, ces petits capillaires disgracieux ayant tendance à se développer à la suite d'une grossesse, à l'exercice d'un métier pratiqué debout ou dans un environnement à forte chaleur. Le surpoids est aussi un des facteurs de leur apparition, même chez une femme jeune. Et la composante génétique est pratiquement toujours présente, avec une mère, une tante ou une grand-mère ayant les mêmes jambes à l'origine de ces désagréments esthétiques qui peuvent toucher n'importe qui. Comme cette patiente de 90 ans, réclamant une intervention pour pouvoir remettre des ballerines pieds nus. Parce qu'elle en a assez de devoir porter des chaussettes été comme hiver pour cacher des chevilles violacées recouvertes de varicosités. Ou des professionnelles de l'industrie médicale à un colloque sur l'esthétique, toutes doctoresses aux jambes *pantalonnées*, peut-être souffrant de petites veines inesthétiques ou simplement mal à l'aise à l'idée de s'offrir le plaisir qui fait du printemps et de l'été une fête pour les jambes des femmes.

– Un vent de Bérézina

C'est une crainte irrationnelle qui peut s'installer à l'arrivée de la cinquantaine, la crainte de devenir malgré soi une femme indésirable. Le motif commun à ces patientes atteintes ainsi par l'angoisse est l'évocation, lors de la consultation, de l'expérience de leurs parents et de leurs grands-parents, leur ayant signifié un beau jour, à l'improviste, que le soleil était pour eux désormais couché. Ce sont des patientes qui guettent les mêmes signaux avec appréhension, le moment où leur disparition sociale sera à leurs yeux effective, ou du moins la perte de leur capacité à séduire, qu'elles croient associée à l'attention des hommes. Désemparées de ne plus être remarquées à leur passage, elles imaginent le pire et perdent confiance. Mais elles ne se sentent pas prêtes à renoncer, bien que les miroirs continuent à leur renvoyer une image terne, celle de l'inquiétude. Ces femmes ne savent plus comment faire pour raviver leurs appétits, ni avec quels moyens, tout en refusant d'abandonner. Elles se décrivent dans une impasse, dans une situation irrémédiable.

À l'amorce de ce radical changement d'humeur, les habitudes alimentaires. Un régime riche en sel peut provoquer des œdèmes, trop de chocolat, de produits laitiers ou de charcuterie, de l'acné, en plus des calories et du surpoids. Il y a aussi le sommeil en ligne de mire, l'étude des cycles et de tous les indices qui aident à découvrir comment et pourquoi la patiente en est arrivée à se sous-estimer à ce point. Quelles sont les différentes formes de stress auxquelles elle a été soumise ? Dans quel contexte a-t-elle grandi ? Il n'y a pas de freins à la curiosité, pourvu que soient collectées les informations clés d'un parcours, combinées à une empreinte biologique établie à partir de divers examens (le cholestérol familial, l'hyperglycémie, les allergies, l'acidose en mesurant les réserves tissulaires en oligo-éléments, la graisse métabolique détectée lors d'une échographie).

– **Un passé trop présent**

Quand le poids des habitudes, anciennes ou nouvelles, devient la clé de la santé, à terme, le risque d'installation d'un terrain pathologique est élevé. À ce titre, certaines patientes sont de véritables cas d'école, qui illustrent précisément les conséquences d'un mode de vie non réfléchi sur leur bien-être. Il y a le tableau clinique de cette femme qui menait une vie de voyages et de journées aux horaires extensibles, régentée par une discipline de fer avec des séances de yoga, trois fois par semaine. Un énième régime alimentaire l'avait vidée de toute son énergie. C'était une diète pegan ou paléo-végane, de bons petits plats paléolithiques faiblement protéinés, nos malheureux ancêtres n'osant affronter les mammouths à mains nues. Moral en berne et poids en hausse, la patiente avait les traits tirés, le teint grisâtre et de nombreuses ridules.

Au rayon des lubies alimentaires, elle cochait toutes les cases de la malbouffe tendance années 70, avec des croissants industriels à rouler et à cuire soi-même au petit-déjeuner, une boulangerie de pacotille loin de l'artisanat exigeant des recettes pur beurre. Autres temps, autres mœurs, très loin des enjeux de la vague *healthy* pour être gourmand en bonne santé. Malgré elle, elle subissait la disparition de la cuisine familiale et des approvisionnements locaux, au profit des innovations industrielles, et cette patiente, inconsciente de l'influence de son passé, n'arrivait plus à concilier une vie de dirigeante d'entreprise et ses aspirations à plus de sérénité et moins de frénésie.

Lors de sa jeunesse, les acides gras trans de la margarine, l'hydrogénation technologique des huiles végétales n'avaient pas été pointés par l'Agence nationale de sécurité sanitaire de l'alimentation, de l'environnement et du travail, comme un facteur d'augmentation des risques des maladies cardiovasculaires. La prise de conscience sur les dangers du sucre, favorisant le syndrome métabolique, le diabète et la surcharge de graisse dans le foie, avec les sodas, les jus et les coupe-faim chocolatés n'existait pas encore. Et la grande étude américaine sur le sucre, facteur obésogène, *The Growing Up Today Study*, n'avait pas encore été publiée. Ils étaient loin les souvenirs des toasts grillés sur les plaques de fibrociment amiantées ou les bonnes papillotes d'aluminium, « pour éviter de cuisiner avec trop de matières grasses », les uns exposant à l'amiante, minéral à la sinistre réputation, les autres provoquant des fatigues chroniques. La toxicité de l'aluminium et sa présence dans les additifs alimentaires, dans les ustensiles de cuisine, dans l'eau, dans les emballages comme les canettes, dans les médicaments anti-acides ou les vaccins, dans les produits de beauté, dans le papier du même nom..., décidément, la liste est longue, et encore peu connue.

Comment aurait-elle pu imaginer le lien entre son quotidien d'hier et celui d'aujourd'hui ? Elle n'avait pas d'avis sur le sujet et ignorait les conclusions du docteur Cécile Vignal sur les effets de ce métal peu absorbé par la paroi intestinale. 95 % de l'aluminium ingéré s'éliminent dans les fèces sans passer la barrière intestinale. Sur les 5 % absorbés, 83 % passent dans les urines et le reste est stocké dans les os, le foie et les poumons, à hauteur de 30 à 50 milligrammes pour un organisme. Une écotoxicité déjà pointée par l'université de Keele, en Grande-Bretagne, en 1995. En fait, une machine infernale pour un seuil de tolérance hebdomadaire de tout juste 1 milligramme par kilogramme de poids.

Thérapeutiques

Ne plus penser que les femmes de 50 ans ne vont plus pouvoir. Ne plus croire que le meilleur est derrière elles. Assumer sa dette et reprendre possession de ses atouts. Les solutions pour aller de l'avant existent, constituent les fondamentaux de la médecine de la beauté. Une médecine née de la vocation d'aider les patientes à se retrouver et à se remettre en marche en établissant une dynamique d'affinités fondée sur l'âge, les habitudes, tout un parcours de vie analysé dans une phase d'anamnèse indispensable pour comprendre les contextes de chacune.

Plutôt que de nier les évidences, un combat contre le temps perdu d'avance, il est impératif d'évaluer les potentiels et les possibilités d'intervention, de s'assurer qu'ils soient synchrones avec une médecine de prévention, d'émancipation et intégrant les découvertes scientifiques. Ce passage à un nouvel âge est une chance à saisir. Les femmes ne doivent pas hésiter à adapter leur mode de vie quand tout est encore possible, qu'elles sont belles et que certaines données sont réversibles grâce à l'évolution et au croisement de connaissances scientifiques, de médecine esthétique et de pratiques holistiques.

Inspirés entre autres des postulats de la médecine chinoise, le diagnostic et le plan de traitement se construisent à partir d'une analyse considérant la patiente d'un point de vue global, insérée dans un réseau de relations et d'interdépendances, où émotions et données physiologiques, modes de vie et prise de conscience interagissent en permanence. Car le soin ne peut se résoudre à traiter uniquement le symptôme. De même que la santé, la beauté est un sujet bien plus complexe qu'un simple problème d'esthétique. Se confronter à la réversibilité, c'est refuser les interprétations toutes faites de nos existences. C'est ne pas se satisfaire d'un destin dont le sillon semble irrémédiablement mener à la même conclusion, « plus bonne à rien », imposée par une doxa aux allures de tragédie grecque. Le verre à moitié vide peut se remplir à nouveau d'une autre moitié aussi essentielle. Car le verre étant ce qu'il est, c'est aux patientes d'en ajuster la contenance pour ne pas *rater le coche*, c'est-à-dire pour être au rendez-vous des opportunités thérapeutiques. C'est aujourd'hui et maintenant que la médecine de la beauté peut aider les femmes, toutes générations confondues, à se sentir belles.

Rester en jambes

Dans ce domaine, les moyens médicaux ont été largement éprouvés. Les femmes disposent désormais de thérapeutiques efficaces pour retrouver le plaisir de leurs jambes, libres de raconter la sensualité qui leur plaira en révélant la courbe d'un mollet ou d'une cuisse. Grâce à de micro-injections, il est possible de traquer toutes les veines d'alimentation et de drainage afin d'isoler les petites étoiles violacées disgracieuses. Un geste à répéter avec une infinie patience pour un aboutissement rapide et tellement satisfaisant pour les patientes qui apprécient des jambes en forme.

Et puis, c'est à la faculté de Paris V, à l'hôpital Necker et à l'hôpital Lariboisière, durant un cursus d'angiologie, qui est la connaissance du système veineux superficiel et profond des jambes, que la médecine de la beauté a acquis ses premières compétences et un intérêt pour la beauté du vivant. Des capacités aujourd'hui en mesure d'intervenir sur le volume d'une cuisse, d'enlever des vaisseaux, d'atténuer ou parfois de faire disparaître les vergetures, de désengorger ou gommer la cellulite. Ce sont les possibilités d'intervention qui peuvent aider les patientes à retrouver ce que la génétique ou les modes de vie ont pu abîmer au détour de la vie.

Sans les ridules !

Une luminothérapie faite de LED, de lasers froids et de champs magnétiques – estompe les ridules d'un visage en quelques séances, en relançant l'énergie de base de la cellule, la circulation sanguine et la synthèse de collagène et d'élastine. Cette technologie obtient d'excellents résultats : un grain de peau affiné, un coup d'éclat.

Le passé dans le viseur

À l'analyse spectrophotométrique, une technique qui utilise la lumière en révélant le niveau des réserves tissulaires en oligo-éléments, en vitamines et en métaux lourds, sont détectés entre autres les surcharges en aluminium et les déficits en silicium. Lorsque ces deux éléments antagonistes présentent ce type de configuration, une surcharge et un déficit, la patiente doit être supplémentée en silicium. De plus, il faut vérifier chez les femmes de 50 ans exposées pendant leur enfance à une alimentation saturée en sucre, la présence de caries dentaires soignées avec des amalgames, composés de mercure[1], d'argent ou d'étain, de cuivre et de zinc, des métaux lourds infusant tranquillement leur poison par abrasion ou évaporation lente, très lente, comme s'évapore la fumée d'un feu avant de se transformer en brasier cancérigène.

Le mercure est un poison ubiquiste qui pose ses valises où il veut dans l'organisme. C'est une redoutable substance toxique, à la fois un perturbateur endocrinien, un neurotoxique, un immunotoxique, un reprotoxique et néphrotoxique, classée[2] parmi les dix substances les plus dangereuses au monde. Mieux vaut donc s'éviter

1. Mandatée par la Commission européenne, la société d'expertise Bio Intelligence Service a produit une étude en 2012 qui préconise l'arrêt du mercure dentaire en Europe.

2. Selon l'Organisation mondiale de la santé (OMS).

des insomnies inexplicables, des pertes de mémoire, des maux de tête, des troubles neurologiques et des dysfonctionnements moteurs, et faire déposer ses amalgames chez le dentiste, pour les remplacer par des matériaux composites.

Avant la dépose, il y a d'importantes précautions à prendre. La prise de chorella, une algue d'eau douce riche en oligo-éléments et en vitamines, avec une membrane de polysaccharides capables d'absorber les métaux lourds libérés lors de l'intervention dentaire, est une alternative intéressante en complément d'un régime protéiné riche en phosphore, antagoniste du mercure, qu'il convient de rééquilibrer en cas de surcharge mercurielle. Au menu, poissons et crustacés, mais en sélectionnant les moins pollués au mercure : l'anchois, le capelan, l'omble, le merlu, le hareng, le maquereau, le crabe, la crevette, la palourde, la moule et l'huître, la reine de la fête !

Post-opération, la prise de coriandre s'attaque au mercure intracellulaire. L'ail des ours, riche en acides aminés soufrés, aide également. Et pour détoxifier l'organisme, un complément drainant et du glutathion, l'antioxydant le plus puissant participant à l'éradication des métaux lourds dans les cellules. Attention toutefois à son taux, qui diminue avec l'âge. Les études constatent une baisse de 40 % à 50 ans. Il peut être prescrit sous forme liposomée, plus efficace et mieux assimilé. Encapsulé, il résiste à l'acidité gastrique.

Mieux que l'ADN, l'épigénétique

Nous sommes à l'aube d'une indépendance ravivée, parce que l'ADN, comme le monde médical l'a imaginé il y a quelques années, ne grave pas dans l'éternité nos destinées physiologiques. Les codes du génome régissant le développement de nos principes vitaux ont révélé une information de taille, ils ne sont pas une fatalité. Jamais à l'abri de nouvelles vérités, la recherche scientifique a découvert que l'ADN régit bien les fonctions du corps, mais seulement à hauteur de 15 %. 15 % pour raconter l'histoire de l'empreinte génétique de nos parents et des sept générations au-dessus, ce qui laisse 85 % de combinaisons d'hélices hélicoïdales enzymatiques prêtes à décoller si l'être humain décide de se mettre aux commandes de son patrimoine.

Ce pourcentage supplémentaire offre à chaque individu un supplément de liberté au cœur de la manœuvre d'un *bien-être*, un nouvel horizon de vie impliquant de ne pas se laisser faire par les oukases d'une génétique d'un autre âge. Non, le code génétique de nos parents n'est pas immuable, les mauvaises habitudes ou l'ignorance ne doivent pas nous abuser. Et pour aider l'humanité à bénéficier de ce radical changement de point de vue, une science a été inventée, l'épigénétique, en 1942, par le biologiste britannique Conrad Waddington, afin de réconcilier le monde de la génétique et celui de l'embryologie.

Discipline en plein boom depuis le début des années 2000, elle a suscité de grands espoirs mais aussi beaucoup de fantasmes, sans doute à cause de son préfixe grec, « épi » se référant à tout ce qui est « au-dessus ». Il y a des surplombs qui donnent le vertige. En s'intéressant aux modifications qui ne sont pas directement codées par la séquence d'ADN d'une cellule, mais qui ont un impact dans l'expression des gènes, l'épigénétique a changé la donne. Focalisés sur l'étude des changements n'induisant pas de mutation de la séquence ADN, les chercheurs en épigénétique ont constaté qu'un même ADN a des expressions différentes selon le biotope, les interactions d'un individu avec son environnement. Et les modifications de l'expression du génome engendrées par ces influences extérieures sont réversibles et transmissibles. Notre ADN, contenant l'information pour produire toutes les protéines dont nos cellules ont besoin, est aussi façonné par nos modes de vie.

Dès lors l'hérédité vue selon l'expression d'un génome ne peut plus être l'alpha et l'oméga du destin de l'humanité, condamnée à perpétuité à exécuter son code génétique quoi qu'il advienne. La possibilité de modifier l'expression de son génome existe et offre d'intéressantes perspectives. La recherche des épigénéticiens a débusqué de nouveaux leviers pour infléchir l'exécution du programme. Des sortes d'interrupteurs chimiques en lien avec notre ADN qui activent ou désactivent nos gènes en fonction des besoins et du contexte, comme un DJ décide de changer d'ambiance musicale pour accompagner plus justement l'humeur de son public. De la sorte, notre comportement induit la mise au silence ou l'éloquence de certains gènes. Le bouton magique en mode *Off* ou *On* en quelque sorte !

L'épigénétique consacre ainsi chacun d'entre nous en démiurge. Un tour de passe-passe qui offre aux joueurs la possibilité d'enrichir leur patrimoine génétique d'autres expressions que celles des combinaisons du quarteron enzymatique original (adénine, thymine, guanine et cytosine). Et parmi les nouveaux venus à cette partie de génétique endiablée, de vieilles connaissances, considérées comme des invités de marque, l'air que l'on respire, l'alimentation, nos modes de vie, le relationnel, notre sexualité, la résistance au stress, etc. Des invités qu'il ne faut jamais oublier de présenter avec cérémonie aux patientes, qu'elles ne fassent pas l'erreur de les négliger.

Les télomères à la manœuvre

L'état des télomères, les « capuchons protecteurs » situés à l'extrémité des chromosomes affectant la vitesse du vieillissement cellulaire, dépendent de la santé de l'ADN, elle-même aux mains de nos modes de vie. Ni les uns ni les autres ne sont à négliger. En effet, les télomères, combinaisons d'ADN et de protéines, ont pour fonction de préserver la stabilité des chromosomes, de les empêcher de se souder, que les cellules ne deviennent pas malignes. Mais plus ils se raccourcissent, plus les cellules vieillissent et meurent rapidement. La présence de télomères courts a d'ailleurs été récemment associée à plusieurs maladies liées à l'âge, telles que les cancers, la démence vasculaire, les maladies cardio-vasculaires, l'ostéoporose et le diabète.

Il y a cependant de l'espoir, une étude[1] a démontré l'impact des modes de vie sur l'allongement des télomères, qui se réduit aussi par le stress et l'inflammation. Dix patients atteints d'un cancer de la prostate peu avancé furent accompagnés pour suivre un programme comportant un régime riche en végétaux (fruits, légumes et céréales non raffinées), pauvre en graisses et en glucides raffinés, de l'exercice (marche d'environ trente minutes par jour, six jours par semaine), des séances de stretching, de respiration et de méditation inspirées du yoga pour réduire le stress, et la fréquentation hebdomadaire d'un groupe de soutien. Face à eux, le groupe témoin, vingt-cinq patients affectés par la même maladie, au même stade, ne changeant rien à leurs habitudes. À la fin du protocole, les télomères des patients du groupe au mode de vie plus sain avaient augmenté de 10 %, tandis que ceux du groupe témoin avaient raccourci de 3 %.

« La vie ne tient qu'à un fil », dit la sagesse populaire, ou à un télomère si l'on se réfère aux travaux d'Elizabeth Blackburn, prix Nobel de médecine et découvreuse avec son équipe de la télomérase, une enzyme capable de réparer les télomères. Bonne

1. Étude publiée dans *The Lancet Oncology*, le 16 septembre 2013.

nouvelle que de savoir que ce fil de protéine se répare aussi naturellement en faisant la part entre les bonnes et les mauvaises habitudes, oubliant certaines pratiques délétères, introduisant de nouveaux usages, comme une marche quotidienne, de la danse ou davantage de sexe, surtout lorsque l'on envisage de contrer le vieillissement. Non pas pour devenir immortelle, laissons ça aux déesses, mais pour passer plus de temps en bonne santé, jouir de la vie en beauté. Et ce n'est pas rien lorsque l'on sait que la durée de vie des hommes et des femmes s'est allongée (elle est passée de 25 ans en 1750 à 79,5 ans pour les hommes en 2017 et 85,4 ans pour les femmes), mais que la durée de vie en bonne santé a malheureusement régressé à cause d'une prolifération des maladies métaboliques, auto-immunes et neuro-dégénératives.

Dans ce cas, bien sûr, l'épigénétique, les télomères sont des informations motrices pour une médecine de la beauté qui se préoccupe d'informer ses patientes venues chercher des réponses pour s'embellir. Car c'est un devoir de les éclairer sur les conclusions qui les concernent. Les décisions doivent être explicitées et soumises à la contradiction de toutes les autres options. Ce sont des éclaircissements qui aident à les convaincre d'intervenir sur leur hygiène de vie. « Soyez attentifs à vos aliments, faites de l'exercice, soyez positifs », ces conseils basiques, assortis du contexte scientifique, deviennent des arguments convaincants auprès des patientes qui ont besoin d'images fortes avant de se décider à changer. Ce sont des illustrations pédagogiques sur l'importance de rester acteur de son destin. En matière de soin, la beauté et sa consœur, la santé, doivent bénéficier du meilleur des nouveautés thérapeutiques pour les faire marcher de concert.

Les gestes vertueux

Peu de soleil

C'est un classique, mais dans le domaine de la prévention, rien n'est superflu. Dès lors que le soleil brille, le capital solaire diminue, d'autant plus que l'on aura souffert de coups de soleil et d'expositions intenses. À partir d'un certain âge, la peau n'a plus la même capacité de se réparer seule, les mélanocytes travaillent de manière anarchique et fabriquent des taches.

- En cas de fort indice UV, le choix de crème anti UVA/UVB/Infrarouges est large. En France, les formules ont beaucoup évolué, la plupart ayant abandonné l'oxybenzone, molécule pointée du doigt comme perturbateur endocrinien et photosensibilisant.
- Pour éviter les pigmentations inflammatoires, la kératose solaire ou l'hypo-mélanose, la protection passive s'impose (ombre, lunettes, chapeau et vêtements).
- L'hiver, un indice UV n'est pas forcément nécessaire. Un fond de teint ou une poudre riche en minéraux peuvent posséder une action bouclier suffisante.

– Des combinaisons judicieuses de filtres chimiques et minéraux non nano-particulaires sont possibles, ils contiennent, en plus des actifs antioxydants, des anti-inflammatoires, comme ceux proposés en pharmacie.

L'attention aux taches solaires

Pour les taches pigmentaires, le laser Alexandrite réalise une *photothermolyse sélective* qui cible uniquement la mélanine. Cette dernière, amassée en excès, se désintègre sous l'effet de la chaleur. Après l'intervention, on utilise des crèmes réparatrices aux actifs cicatrisants, comme le sucralfate favorisant l'humidité, le sulfate de cuivre et de zinc, antibactériens, et l'eau thermale, apaisante.

Anticiper l'âge

L'acide hyaluronique, naturellement présent dans la peau, a tendance à s'altérer avec le vieillissement cutané et les nombreuses expositions au soleil. Grâce à différentes réticulations, liaisons des molécules afin d'obtenir une certaine densité, un grand nombre de zones pour repulper le visage en douceur peuvent être traitées.

Ménager son capital

Grâce à une hydratation quotidienne à partir de sérums et de crèmes composés d'acide hyaluronique aux différentes tailles moléculaires. Un poids moléculaire élevé offre une hydratation de surface, alors que le poids faible pénètre jusqu'aux couches profondes de l'épiderme.

S'offrir une peau de soie

Pour retrouver un grain de peau affiné, la luminothérapie ou LED permet l'émission d'une lumière froide et d'ondes lumineuses allant jusqu'au tissu hypodermique. La thérapie lumineuse induit une activation du métabolisme des fibroblastes pour un renouvellement des cellules dermiques et épidermiques. Au fil du temps, la peau retrouve élasticité et éclat.

Traquer et bannir les toxiques

Plus personne n'aurait l'idée d'utiliser aujourd'hui des plaques en amiante. Pourtant, l'amiante n'est pas la seule substance toxique à mettre en danger les consommateurs. La vigilance s'applique aussi à l'aluminium, dont il faut éviter l'ingestion et le contact, autant que possible (certains déodorants contiennent des sels d'aluminium, le papier du même nom trône toujours dans les cuisines, les couverts de tous les jours sont fabriqués à partir d'aluminium, etc.).

Détoxifiez votre corps en favorisant une fonction hépatique et rénale excellente. Ainsi le sélénium, riche en antioxydants, a une action bénéfique sur le stress oxydatif du foie. La palme de la teneur en sélénium revient à la noix du Brésil, mais on peut également le trouver en supplémentation en faisant attention de ne jamais dépasser de 200 à 400 mg par jour.

Bouger

Même si l'on a négligé jusque-là l'activité physique, il n'est jamais trop tard pour s'y mettre. 40 minutes de marche par jour ont une action sur l'allongement des télomères. Par ailleurs, la marche entraîne une baisse de l'inflammation et de l'oxydation dans tout le corps, une action sur les tissus adipeux, une diminution du mauvais œstrogène (estrone) contenu dans les masses grasses, et une résistance à l'insuline amoindrie.

Moins de sucre

L'addiction aux sucres peut être digérée en quinze jours par l'organisme à condition que l'on n'ait pas un profil diabétique. Comme pour d'autres addictions, l'hypnose obtient d'excellents résultats.

Une modification de l'état de conscience opère une forme de réorganisation de la perception. Efficace si l'on est sous la coupe du sucre.

CHAPITRE 2

SE DÉTESTER OU SE DÉLESTER

Les principaux traits que j'aime chez moi

La problématique

Charité bien ordonnée commence par soi-même, dit le proverbe. Mettre de l'ordre pour aller de l'avant. Mais pour s'épanouir, il faut avoir compris que c'est un projet difficile à mener seul. Et sur qui compter ? De l'enfance à l'âge adulte, quels ont été les soutiens fidèles, prêts à célébrer la beauté qui passe ? L'estime de soi se nourrit aussi de son passé. Et puis être entouré de ses parents, de sa famille, de ses amis, de tous les inconnus qui seront les amis, les maris ou les amants de demain, donne la force d'ouvrir les portes d'une riche existence. C'est un long processus, dont « le plus important, sur le plan psychique, comme le souligne avec pertinence le psychanalyste Juan David Nasio, est probablement de stimuler chez les autres la capacité de ressentir ce qu'ils vivent avec leur corps. À condition de ne pas les aliéner à leur seule apparence ».

Si le conte de Blanche-Neige a marqué les esprits, c'est que le miroir questionné par la vilaine sorcière,

« mon beau miroir », est le pivot infaillible autour duquel gravite le destin de Blanche-Neige. Sa magie ne peut pas mentir. De même, la médecine de la beauté, sans prétendre à une quelconque magie, se doit de mener ses investigations dans la confiance, indispensable pour décrypter les blessures, reconstituer les pièces du puzzle et comprendre à partir de quelles références, socioculturelles, personnelles, familiales, s'est construite une représentation de la beauté, quelle image a d'elle-même la patiente ?

Car l'âge en embuscade ne prévient pas quand il se manifeste, comme une mauvaise surprise soufflée par un proche un peu balourd : « Tu as l'air fatiguée ce soir ! » Une patiente interrogée sur son rythme de vie, qu'elle avait intensif par goût de profiter de ses soirées en plus d'un travail prenant, confiait l'événement anodin qui lui avait fait prendre conscience d'avoir déjà derrière elle une partie de sa vie. Elle se rendait à un dîner. Le jeune enfant qui lui avait ouvert la porte avec la curiosité de son âge avait perdu, à sa vue, toute spontanéité et l'avait traitée comme on lui avait appris lorsque des personnes plus âgées rendaient visite à ses parents. La foudre n'aurait pas frappé plus fort que ce petit garçon à l'innocence meurtrière.

Mais il y a d'autres signaux de la même veine qui peuvent virer au drame, si, entre-temps, les ressources pour ne pas se laisser enterrer vivante par les préjugés venaient à manquer. Ce sont parfois des petits riens, le passage d'un « bonjour » familier, à un « bonjour, madame ». Ou d'autres alertes, plus physiques, sur la capacité à tenir le rythme de fiestas qui s'enchaînent, un dîner, deux dîners jusqu'à ne plus pouvoir récupérer le lendemain, ni tenir le *dancefloor*, comme avant. Sans savoir bien sûr qu'un chercheur de l'université d'Oxford, Bronwyn Tarr, démontrerait en 2015 la corrélation entre la sécrétion d'endorphines, hormones du bien-être et de la jouissance, et la gestuelle synchronisée d'un groupe en train de danser. Il n'empêche, constater que son métabolisme n'est plus le même avec l'apparition de graisses androïdes, des petites poignées d'amour, un petit ventre, n'est pas à négliger, d'autant plus lorsque les compagnons de sa génération, eux aussi, ont changé, préférant s'amuser assis, en attendant de ne plus s'amuser du tout.

Notre image est avant tout une image construite pour soi, avant d'être partagée avec les autres, retournée à l'envoyeur, métamorphosée par les multiples confrontations et avis du monde extérieur, qui ne sont pas toujours tendres : « je lui trouve du charme mais la fesse plate », « tu as bonne mine, c'est dingue, tu prends des vitamines ? » ou « elle a dû être jolie ». C'est pourquoi l'image de soi est un édifice fragile qu'il convient d'entretenir, car la beauté ressentie, la proprioception de la beauté, construction psychique délicate, est un des trois points d'appui contribuant à l'affirmation de ses attraits, avec la physiologie et la plastique du corps, la santé et le bien-être.

À son chevet, différentes influences se disputent l'attention avec plus ou moins de poids, selon le degré d'attraction qu'elles exercent sur nos vies. Il y a le contexte général, tout un écosystème des *us et coutumes* de la société, forme à mobilité réduite ou évolution lente, de notre art de vivre. Il représente la structure à partir de laquelle se façonnent nos habitudes et nos goûts, nourris par une myriade d'expériences positives ou négatives. Ces influences revêtent souvent des formes inattendues se découvrant à mesure qu'elles se révèlent en pesant sur nos vies. Les médias constituent un de ces pouvoirs qui, au gré de leurs inventions éditoriales conçues pour habiller nos questionnements de réponses, se lancent dans le décryptage de tendances tous azimuts, de « spécial beauté » en dossier sur « l'intelligence émotionnelle » et zoom sur « l'énergie en moi », façonnant à travers notre adhésion l'image d'une beauté malgré elle. Mais la presse n'est pas le seul acteur à nous faire des propositions.

À l'arrivée des fast-foods en France, à la fin des années 1970, qui aurait imaginé que cette malbouffe, aux effets inconnus à l'époque, aurait à terme autant d'impact sur la santé de la population et l'image de ceux que l'obésité a touchés ? En bousculant le rituel du repas, les hamburgers à la chaîne et leurs produits dérivés, saturés de gras et de sucre, frites, sodas, etc., ont contribué à affaiblir progressivement nos exigences en matière d'art de vivre. Vite, vite, tout, tout de suite, est devenu le credo de ce mode de vie très loin du repas gastronomique des Français inscrit au patrimoine mondial de l'Unesco, moment immatériel de célébration *du bien manger* et *du bien boire*, des produits soigneusement choisis pour leur qualité gustative et nutritive, dans la célébration de la convivialité et du temps de l'échange.

Dans un fast-food, assis sur un tabouret en plastique, il n'est pas évident pour le consommateur de prendre soin de lui ni de son image. Il a dans les mains un burger dégoulinant et sucré au point de couvrir en un sandwich plus de la moitié de ses besoins journaliers en sel. Avalé en cinq minutes chrono, le sandwich n'a l'air de rien mais sa composition est redoutable, plus proche du poison que les essais culinaires réalisés par le moins doué aux fourneaux que vous ayez connu.

Une bouchée avalée à la va-vite, au lieu d'être mâchée trente fois pour un transit optimal, va induire une acidose et une inflammation de l'intestin, responsables d'une porosité intestinale. Le sel, en quantité gargantuesque, attaque la résistance cardio-vasculaire, sollicitant un gros effort du muscle cardiaque pour rééquilibrer la déshydratation déclenchée par un taux de sodium excessif, parfois jusqu'à l'accident vasculaire cérébral (AVC). Le gras des huiles insaturées, hydrogénées par l'industrie pour augmenter les temps de conservation des aliments, mettra plusieurs jours à être digéré, des dizaines de jours au lieu du classique cycle de 24-72 heures. Et parmi les ingrédients de ce repas douteux, les acides gras trans qu'il contient pourront être la cause de maladies cardiaques, d'obésité, de diabète et de certains cancers.

Et si le gras vous a épargné, ce sera le sucre qui aura raison de vous, avec le plaisir provoqué par la dopamine libérée par un cerveau remontant à la nuit des temps, et qui a pris l'habitude de récompenser à grands renforts de stimuli chimiques nos ancêtres des cavernes qui trouvaient de quoi se nourrir. Un hic toutefois à ce bonheur éphémère, jadis élan vital avant de devenir décadence diététique. Lorsque la qualité du sucre n'est pas à la hauteur de la sensation de satiété, celle-ci fond naturellement comme neige au soleil, car le burger industriel est imbibé de sucre rapide, aussitôt absorbé par l'intestin et contré par une sécrétion d'insuline qui réduit le taux sanguin de glucose et produit une sensation de faim.

Mais il serait abusif de conclure que le hamburger à la chaîne est le seul responsable. Le pain doit être pétri avec des farines sans traitement aux fongicides, pesticides et autres insecticides, et sans farine blanche dépossédée des vitamines, minéraux et fibres des grains de blé. J'ai pris le hamburger comme exemple de malbouffe, mais ce n'est qu'un exemple parmi d'autres. Dans ce registre, le succès des injections de collagène pour des lèvres pulpeuses, mais en forme de lèvres de poisson, aurait pu servir d'exemple également, pour insister sur l'importance de connaître la réalité des impacts d'un mode de vie sur son bien-être et sa santé, sur les paramètres qui jouent avec la beauté.

L'anthropocène, l'ère de l'Homme, illustre parfaitement à l'échelle de la planète cette notion appliquée à la beauté des patientes, qu'elles sachent l'importance de connaître l'enchaînement des faits dont elles sont les responsables. L'image de soi, qui participe à l'idée que l'on perçoit de sa beauté, est une construction soumise par nature à toutes les influences. Et moins l'on s'y intéresse, plus l'on s'expose à des suites iatrogènes et irréversibles. Comprenons que la sincérité est la clé qui dessille les *a priori*, à la condition que la liberté d'expression du thérapeute soit totale, maîtrisée par l'expérience et en mesure de faire face à la grande crainte des patientes de ne plus être remarquées, d'être privées d'attention.

Symptômes

Trouver les ressources nécessaires quand on a perdu confiance est peu aisé quand on est seule. Souvent, dans ce cas, la maturité se révèle insuffisante pour adoucir l'exécution implacable des lois de la physiologie qui imposent à chacun un rythme biologique. Même si les moyens de rajeunir existent et qu'il est possible de compenser avec des résultats visibles le vieillissement de notre horloge cellulaire, à 50 ans, en règle générale, les miroirs se manipulent avec quelques précautions. Ce n'est pas pour rien qu'une enquête[1] signale 38 % de Françaises moyennement satisfaites de leur physique et 15 % pas satisfaites du tout. Savoir que la résilience est une capacité se développant à tous les âges, comme la résilience des corps grâce à une hygiène de vie rigoureuse ou la libido stimulée par une sexualité régulière,

1. Source Ifop, juillet 2019.

ne donne pas pour autant la recette satisfaisante pour un épanouissement garanti. Les règles de l'âge sont et restent incontournables, nous soumettant inéluctablement à son calendrier. Un seul choix nous est laissé, la décision de suivre le chemin à notre pas, en nous faisant aider ou non. Voilà un des enjeux auxquels tente de répondre la médecine de la beauté : une fois l'envie de vivre mieux déclarée, après avoir pris en compte les premiers symptômes du changement, comment profiter de la vie en se réconciliant avec nos corps, avant qu'il ne soit trop tard ?

– **L'ignorance**

En consultation, trop de patientes disent encore : « je l'ignorais » ou « je n'étais pas au courant », parce que mises devant le fait accompli d'une peau de crocodile ou de lèvres couronnés des ridules propres à un usage de la cigarette, même occasionnel. Il est capital de prendre le recul nécessaire pour une meilleure compréhension des influences auxquelles chacun est soumis quotidiennement. C'est un travail d'enquête approfondie, la médecine de la beauté pratiquant, en plus de la prévention classique, apanage de la médecine traditionnelle, une prévention à rebours, *a posteriori*.

– **La fatigue**

Les portraits les plus sévères sont souvent ceux que dressent les patientes d'elles-mêmes. Il y a des autoportraits qui sont trop destructeurs pour être ignorés. Certaines critiques excessives de ce que nous croyons être sont autant de symptômes d'un mal-être qu'il convient de soigner en restaurant l'image de la patiente qui n'est plus capable de se regarder avec bienveillance. Lorsque corps et visage perdent grâce aux yeux de tous les miroirs, il faut y voir les premiers symptômes d'un mouvement de lassitude, pouvant aller jusqu'à renoncer à sa propre séduction.

Conjointement à ce sentiment de ne plus être à la hauteur, une fatigue récurrente se manifeste, allant souvent de pair avec l'impression de ne plus être capable de partager son intimité. « Cela me met mal à l'aide de me montrer nue devant l'homme que j'aime. » « J'ai honte de mon corps. » Les jugements sont sans appel. Ils font dire aux patientes que seule la chirurgie pourrait peut-être leur apporter une solution efficace. Presque contre leur gré, contre leur nature d'origine, la situation est toujours analysée d'un point de vue extrême.

Ce processus est insidieux. Il s'installe au fur et à mesure. Le doute opère en catimini, à l'insu de la patiente, en altérant confiance et estime de soi, supprimant tous les points de repère habituels. La patiente a alors l'impression de ne plus se reconnaître, de ne plus avoir d'énergie, de trop travailler, d'avoir trop de choses à gérer. Le trop se fait pesant et impossible à porter. Sa corporéité s'en trouve modifiée. Elle se sent acculée, contrainte par des obligations ne contribuant pas, selon une perception biaisée, à son épanouissement. Impossible de se reconnaître en regardant dans le miroir un visage si sévère. Et la fatigue revient en force.

– **L'effet loupe**

La patiente subit à ses dépens ce retour d'image impromptu, annonçant une nouvelle phase de sa vie de femme. Durant des vacances, face à l'unique miroir grossissant de la salle de bains, elle s'était affolée en découvrant un visage ridé, pourtant le même qu'elle connaissait et qui ne l'inquiétait pas outre mesure tant que son reflet restait à une échelle normale.

L'effet loupe, ici décrit, et la réaction d'une patiente effrayée de découvrir un visage artificiellement grossi, au point d'envisager de recourir d'urgence à la chirurgie, peuvent tout aussi bien se focaliser sur n'importe quelle partie du corps. Le résultat est chaque fois identique, l'image ainsi déformée prend le dessus sur l'estime que la patiente a d'elle-même. C'est une désagréable blessure personnelle qui brouille la vue et le bon sens de celles qui en subissent les atteintes.

- **L'Instagramite aiguë**

Pour les femmes de 30 ans, la pression vient des réseaux sociaux, d'une mise en scène permanente de soi, toujours souriante, toujours excitante, toujours sur la brèche, amoureuse éternelle d'un soi affecté de filtres et contraint à l'immobilité sous peine de rejet immédiat. *Like, like* pas ? Lorsque l'intime est devenu public, la patiente subit un stress d'autant plus fort que la possibilité de satisfaire aux exigences d'un spectacle permanent est impossible.

En effet, à la faveur des faiblesses narcissiques inhérentes à chacune, un référentiel de la perfection s'est insinué de façon dictatoriale sur les écrans des smartphones. Il harcèle les femmes, valorisant les plus actives, les plus promptes à se montrer sous toutes les coutures d'une mise en scène ultra codée, pose *yoga*, pose *détente*, pose *la vie est belle*, pose *j'ai des amis*, pose *je ne suis pas seule*, pose *je suis désirable*, seins, fesses, jambes, visages, dents, etc. D'une image à l'autre, sur Facebook ou Instagram, les femmes détiennent un *final cut* provisoire. Les petits arrangements numériques avec soi-même, faits de logiciels et de touches magiques, n'affichent finalement qu'un avatar à la présence inquiétante, voire concurrente, à celles qui détaillent leur réalité devant le miroir chaque matin.

Si surprenant que cela puisse paraître pour des femmes jeunes, la principale doléance exprimée en cabinet est une crainte du vieillissement encore plus prononcée que celle de leurs aînées, les femmes de 50 ans. Ces jeunes femmes pensent à leur carrière et veulent réussir à tout prix. C'est aussi la chasse au prince, qui n'est plus charmant mais reproducteur. Et la digitalisation de leur vie a installé un esprit de compétition usant. Elles dorment moins bien, deviennent nerveuses, parfois dépressives pour les plus sensibles d'entre elles qui ne supportent pas de subir cette surveillance perpétuelle de leur état, non pas de santé, mais de beauté.

Challenge épuisant, absurde, d'une hyperconcurrence. La mise en ligne de leur bulletin quotidien de beauté a démultiplié les contraintes. Sur la scène, elles se savent traquées sans merci par une poursuite à l'éclairage puissant, scrutant le moindre défaut qui viendrait briser le charme et les mettre au ban, pensent-elles, du premier rôle taillé sur mesure qu'elles ont inventé, la quintessence de toutes leurs aspirations les plus folles.

Beaucoup d'entre elles consultent pour réclamer plus de beauté, plus de performance, enlever de la cellulite imaginaire, rendre une peau sans aucun défaut plus éclatante encore, tant leur insatisfaction est grande. La tension vient du paradoxe d'une image de soi aimée sans l'ombre d'une hésitation tout en étant crainte en secret, car les patientes savent que les maladresses de leur corps peuvent les trahir à tout instant. Elles affabulent et développent un dialogue de sourd avec elles-mêmes.

Thérapeutiques

Le corps est la première chose vivante que nous donnons à voir de nous-mêmes. Une puissance de vie dont il faut vérifier en cabinet l'élasticité des tissus, les postures, etc. Une mauvaise posture a des répercussions médicales, dorsalgies, douleurs de la nuque, sciatique, et esthétique, quelqu'un qui se tient droit est beaucoup plus avenant qu'une personne voûtée. En matière de beauté, quel que soit l'âge, les corps révèlent les fragilités, les hésitations. Ils portent la marque des caresses qui confortent l'existence en la célébrant, comme les traces blessantes du manque de reconnaissance ou d'amour qui l'abîment. L'homme et la femme sont des êtres sociables, l'isolement ne leur vaut rien. La solitude a d'ailleurs été identifiée comme un facteur de risque chez les personnes âgées, altérant leur fonction cognitive.

Interroger la mémoire des patientes, jusqu'à aborder des sujets intimes, relève du travail d'enquête à la recherche d'habitudes si ancrées dans le quotidien qu'elles sont devenues invisibles, alors qu'elles ont pris une place de premier rang. Le petit verre en rentrant du travail, le grignotage devant un écran, même après le dîner. À force de répétition, l'anodin est devenu addictif. Ce sont les facteurs déclencheurs de troubles et de dysharmonies. D'une image de soi satisfaisante à une image dégradée, il y a souvent tout juste la place pour un petit gâteau. Mais la médecine de la beauté pratique un dialogue bienveillant avec les patients, posant la question de la beauté d'un point de vue holistique, afin de dégager une vue d'ensemble, au cas par cas. Nulle intention de soumettre quiconque à une thérapeutique qui viendrait servir les intérêts d'une image figée. Il y a déjà bien assez de mots d'ordre assignés aux femmes, et chaque génération supporte les siens, pour ne pas en ajouter de nouveaux qui viendraient stigmatiser la diversité.

Heureusement, au gré de l'évolution des discernements individuels et collectifs, les représentations dominantes de la beauté ont fini par être enrichies de nombreux modèles. De la femme fatale à la pin-up, de l'*executive women* à la bimbo, les archétypes féminins ont progressivement abandonné leurs artifices caricaturaux, pour laisser place à une plus large palette d'expressions de la féminité. Au fil des époques, le regard de la société sur la beauté des femmes a évolué vers une largesse d'esprit bienvenue, bien qu'il reste encore du chemin à parcourir. Car la scène publique où se croisent les différentes plastiques des corps n'est pas tout à fait prête à affronter une réelle diversité, ni la généralisation d'un esprit de tolérance.

J'ai du mal à m'accepter

Ces dernières années, l'obsession minceur a vu fondre son crédit auprès des jeunes femmes. Les corps plantureux ont enfin obtenu le droit d'exister sans être stigmatisés. C'est un vent d'indépendance réjouissant, à la condition qu'il ne banalise pas l'obésité chez les plus jeunes, ni le gras de la malbouffe aux incidences génétiques comme le TCLF7L2, impliqué dans le diabète, ou le TF0, nommé gène de l'obésité.

C'est une liberté qui s'obtient avec la participation active de la patiente. Celle-ci doit lutter contre l'autocensure née du dogmatisme de ce qu'est censée être la beauté, peu importe le modèle. La clé est de réussir à éloigner de soi le sentiment de ne pas être à sa place. C'est ainsi que les femmes se sont mises à pratiquer le *body positivisme*, un mouvement d'émancipation féminine repris par la publicité dans les années 2000, les cosmétiques Dove vantant la variété des physiques à la manière des campagnes Benetton, prônant la diversité ethnique dans les années 1990.

Ce nouveau paradigme, « j'aime mon corps tel qu'il est », né en 1996 aux États-Unis et propulsé avec conviction et succès par Connie Sobczak et Elizabeth Scott, milite pour la défense des différences corporelles et pour l'estime de soi, en encourageant l'acceptation des singularités physiques. Face à l'engouement, à la multiplication des hashtags liés à ce mouvement, l'industrie de la mode et du luxe a embrayé assez rapidement, en intégrant de nouveaux paramètres à leur alphabet du beau, devenu en quelques années plus ronds, plus âgés, plus variés. Le *body shaming* (un jugement péjoratif sur le corps) a fait place au *body acceptance* (l'acceptation de son corps).

Dès lors, penser à soi, apprendre à s'apprécier, devient le nouvel étalon de mesure de la beauté, celui que chaque patiente doit avoir à l'esprit en se jaugeant. Car, en se débarrassant des jugements à l'emporte-pièce, chacune peut s'emparer de la formidable opportunité de redéfinir les contours de son destin, par petites touches, seulement préoccupée à faire naître de nouvelles aspirations. Un *soi* en mieux plutôt qu'un *autre*.

Un scalpel sinon rien !

La chirurgie bien faite présente de nombreux avantages, notamment celui d'un résultat global obtenu en une intervention. Mais on ne peut pas s'aventurer sur une table d'opération sans une préparation psychologique importante. En cas d'hésitation, l'option la moins invasive doit être systématiquement préférée. Parmi l'éventail des solutions pour améliorer l'image de soi, la chirurgie s'envisage au cas par cas, car la promesse de bien-être doit être tenue. C'est un contrat tacite, une responsabilité. Intervenir sur la beauté engage. Contrairement à la médecine générale qui a des obligations de moyens, tout mettre en œuvre pour obtenir un résultat pour les patients, la médecine de la beauté sera sollicitée pour son obligation implicite d'arriver au résultat souhaité.

L'approche n'est pas de demander aux patientes « qu'est-ce que vous n'aimez pas chez vous », à l'instar de la question posée par les deux chirurgiens de la série culte, *Nip/Tuck* (pincer/replier), sur l'univers de l'esthétique vu par un scalpel, mais plutôt de prendre le contrepied de ce questionnement : « Qu'aimez-vous de vous ? » Car il y a un bistouri d'écart entre la chirurgie esthétique et la médecine de la beauté. Entre une thérapeutique inspirée par des modèles calqués sur une version caricaturale d'un mode de vie très *Miami*, outils de visibilité monnayable façon Kim Kardashian, star des réseaux et de l'*entertainment*, et les soins d'une *french touch* qui se préoccupe en amont de la suite éventuelle des prescriptions chirurgicales. Cette seconde approche préfère éviter à ses patientes les risques d'une ptôse (un affaissement) des fessiers « prothèses », simple évidence au regard des lois de la gravitation, ou de leur donner des allures de *loonely toons* à la Jessica Rabbit, la vamp aux colossales excroissances mammaires, du film d'animation *Qui veut la peau de Roger Rabbit ?*

Une intervention s'entoure de toutes les précautions, et d'une certaine lenteur afin de ne pas répondre par une opération à l'affolement des patientes, à leur empressement à trouver une réponse immédiate et radicale. Il faut prendre le temps d'expliquer en détail les conséquences, avec des exemples et des documents illustrés de photos, en communiquant sur les conséquences postopératoires, notamment sur le temps nécessaire à la cicatrisation, et ce afin que la patiente mesure bien l'impact d'une intervention sur son visage.

Le plus délicat étant de définir les critères sur lesquels agir, la subjectivité de la beauté ayant une large imagination.

Je fais erreur sur le diagnostic

Une femme peut venir consulter pour une culotte de cheval sans s'attendre à une proposition de soins sur le ventre, qui lui gâche la silhouette bien davantage que les amas graisseux et les capitons de ses cuisses. Pour ce type de graisse localisée, une séance de cryolipolyse suffit généralement. Une solution efficace, 30 % de graisse en une séance, le froid provoquant une cristallisation (fragilisation de la membrane) des cellules graisseuses et leur apoptose (mort cellulaire). Elles seront ensuite naturellement éliminées en deux, trois mois par le foie. N'oublions pas que si chacun voit midi à sa porte, en regardant l'heure à deux, on est plus assuré de moins se tromper, sans oublier de consulter l'heure de référence, qui donne le *la* pour beaucoup de monde. C'est pourquoi les raisons de la consultation doivent être entendues tout en étant réévaluées par un échange avec la patiente, afin d'établir les priorités, la hiérarchie des soins, une nouvelle histoire de la beauté.

Parce qu'il ne suffit pas de poser un diagnostic, il faut réussir à le partager avec la patiente en lui expliquant les rouages du traitement entrevu.

J'ai une peau atroce

Comment procéder lorsqu'une patiente déclare se détester, ne plus pouvoir se regarder à cause d'une dermatite atopique accentuée par les changements hormonaux de la ménopause ? Avec des massages prodigués par un thérapeute, afin de dénouer les tensions et restaurer une sensibilité somesthésique, principal système sensoriel du corps humain. Sa stimulation est indispensable à l'équilibre, et sa privation provoque des troubles psychologiques majeurs et irréversibles. En s'abandonnant à des mains intelligentes, la patiente bénéficie d'une meilleure circulation des flux d'énergie et de polarités unies, c'est-à-dire d'une modification du potentiel électrique produit par le système nerveux en réponse aux stimulations.

Ce sont les travaux du professeur Didier Anzieu[1] sur la peau qui ont défini le rôle de frontière de celle-ci, sous le contrôle du trio des dermes (hypoderme, derme, épiderme), tout aussi connecté que l'intestin, notre autre cerveau. Les médecines ancestrales, l'ayurveda en Inde, le nuad bo'rarn en Thaïlande, ou le tuina en Chine (et toutes les techniques

1. Didier Anzieu, *Le Moi peau*, Dunod, 1995.

en découlant comme le shiatsu, le reiki), avaient déjà mis en évidence les capacités du derme à transmettre les subtils mouvements du masseur, en résonance avec l'équilibre biologique de la personne massée. Aujourd'hui, les neurosciences confirment la même origine embryonnaire entre la peau et le cerveau et ont découvert un système de fibres nerveuses spécialisées dans la perception des caresses. Des neurones très actifs lors de l'installation du rapport entre l'enfant et la mère, avant les premiers mots, quand le toucher précède le langage. Car le plus bavard de nos organes, et le plus grand, reflète nos états intérieurs. Et ce qui fait du bien au derme fait du bien au cerveau. Lors d'un massage, les fibres nerveuses de la peau entrent en action grâce aux mécanorécepteurs situés sous l'épiderme. De lissage en pétrissage, d'effleurement en frôlement, le corps est à la fête, heureux de vivre sa matérialité, la peau s'échauffe, se nourrit de l'huile végétale (jojoba-pépin de raisins, argan ou carthame selon ses envies) utilisée pour apaiser la sécheresse cutanée.

Les massages sont une première étape, en plus du traitement allopathique de la dermatite par le médecin traitant. En effet, il a été prouvé que l'allopathie est plus efficace lorsqu'elle est associée à des thérapies psychocorporelles, bien que l'art de ces disciplines du toucher ait mis du temps à être accepté en France. Concrètement, un protocole régulier peut agir sur le mental de la patiente et, par extension, sur la plasticité de ses télomères. De plus, il est conseillé de dormir nue, la nudité favorisant un endormissement naturel. Ne pas se couvrir permet à son corps de libérer, conjointement à la chute de la température, de la mélatonine, l'hormone du sommeil, tout en brûlant des calories pour maintenir l'homéostasie. Et le simple frottement des draps contre la peau est à l'origine d'une libération de sérotonine et d'endorphines, hormones du bien-être, contrant la sécrétion de cortisol et ses manifestations d'anxiété au réveil. Marylin Monroe et ses quelques gouttes de Chanel *N° 5* en guise de nuisette avait une longueur d'avance en matière de soins de beauté.

Dans tous les cas, il s'agit, par une attention continue, aussi bien tactile que topique (avec des produits spécifiques), de déclencher la capacité du corps à se régénérer, une réaction en chaîne propre à le rendre réceptif à d'autres soins, notamment l'usage des lasers. Car la lumière est la véritable source d'énergie de nos cellules. Elle stimule la synthèse d'ATP dans les mitochondries, qui jouent le rôle de *moteur de la cellule*. La NASA a ainsi mis au point la bio-photomodulation par LED, lors de recherches sur la cicatrisation en apesanteur, une lumière activant le métabolisme cellulaire. Les photons de l'énergie lumineuse absorbés par les cellules les agitent, entraînant une reconstruction progressive des tissus altérés. À la suite des expériences de la NASA, la technologie Miltaderm, un procédé innovant à la profondeur d'action inédite grâce à une diffusion des photons jusqu'à 13 centimètres dans les tissus mous, a combiné plusieurs rayonnements, le rouge pour l'action anti-âge sur les fibroblastes, le bleu pour une action antibactérienne et purifiante de l'acné, le jaune, qui apaise les rougeurs, active la circulation sanguine, le vert qui agit sur l'éclat du teint et les taches pigmentaires. La preuve que la beauté appartient bel et bien à celles et ceux qui refusent de se laisser intimider par les changements !

Les gestes vertueux

Libérer la parole

Quand une émotion désagréable se concentre sur une partie de son corps, le sentiment de ne pas avoir de belles fesses par exemple ou d'avoir du ventre, s'exprime un besoin à prendre en compte. Se confier à un thérapeute, un naturopathe ou un médecin esthétique est alors un moyen simple de ne pas laisser des complexes s'installer et induire des comportements négatifs. Parler de soi, détailler ses complexes afin de les dédramatiser, sans crainte d'être jugé, est le premier pas vers une confiance retrouvée.

Accompagner les changements

À la cinquantaine, certains détails morphologiques liés à l'adolescence remontent curieusement à la surface, lorsque le corps entre à nouveau dans une période de métamorphose. Et détecter ce qui empêche d'être bienveillant avec soi-même est le premier pas vers l'émancipation. Parfois, il suffit de corriger un ovale qui s'affaisse un peu. La radiofréquence, associée aux ultrasons, relance la synthèse de collagène, stimule les fibroblastes et retend les traits pour gagner en assurance.

Les veines au top

Le système veineux est un système complexe évoluant au gré de la vie hormonale (puberté, grossesse, stimulations ovariennes, ménopause). Un bilan phlébologique permet d'en suivre l'état et d'anticiper les dysfonctionnements. Dans l'hypothèse de veines inesthétiques, la sclérothérapie consiste à injecter un produit dans une veine variqueuse pour la supprimer. En traitant simultanément les veines d'alimentation et de drainage, les résultats sont spectaculaires.

Cellulite en berne

La cellulite est un phénomène multifactoriel que presque toutes les femmes connaissent. Les hormones, très influentes sur le sujet, favorisent sa répartition dans la partie basse du corps et, à la cinquantaine, sur le ventre et les bras. Elle peut être comparée à un filet qui enserre les adipocytes (cellules graisseuses), filet constitué d'un collagène qui s'est rigidifié. Certaines thérapeutiques, comme les ondes de choc, brisent ce maillage fibreux et libèrent une partie des cellules graisseuses. Un drainage suit, associé à une séance de radiofréquence, couplée aux ultrasons. La radiofréquence accélère la lipolyse (destruction des cellules graisseuses), relance la production de fibres de collagène élastiques, et active la microcirculation sanguine et lymphatique. La peau est plus tendue, plus lisse, plus dense, les capitons ont disparu.

Pleine conscience de soi

Chaque démarche annonce un caractère, une présence physique. Gagner en assurance, cela passe par un travail sur la démarche et le maintien, en analysant le triptyque *pieds-cœur-tête*. Les pieds bien ancrés au sol, le thorax gonflé, les épaules vers l'arrière, le nez relevé, pour mieux voir l'horizon.

Un ventre détendu

Renouer avec son corps passe par le ventre, le *hara*, ou centre des émotions pour les Japonais. Cette zone est si sensible qu'elle gonfle, se noue, stocke sans compter. Avant de choisir parmi les différentes méthodes non invasives existantes pour le remodeler, des exercices de respiration profonde ou des automassages rétablissent une bonne connexion. Les deux méthodes indiquent à l'encéphale, via le nerf vague, que l'on peut se détendre, avec, à la clé, un petit rush de sérotonine.

Un havre quotidien

L'intimité de sa salle de bains est un moment privilégié pour offrir un instant de gratitude à son corps qui donne tant de lui-même. Ce sont des rituels à perpétuer, comme un entretien régulier avec un brossage à sec du corps en utilisant une brosse douce pour réveiller les cellules et exercer une légère exfoliation. Le soin se complète avec une douche froide et chaude en alternance, et un lait pour le corps ou une huile. C'est aussi l'occasion de se masser, une petite attention portée à son corps.

Une peau réveillée

La peau est une grande bavarde, elle raconte mille choses, parfois dans le désordre. C'est une carte d'identité, une fenêtre sur l'inconscient qu'il convient de caresser. Ayant la même origine embryonnaire que le cerveau, elle bénéficie de tout un système de fibres nerveuses en action grâce aux mécanorécepteurs situés dans le derme. Si le corps est une plante et que la sève circule mal, la morosité gagne. Comme munie d'une tête chercheuse, faites glisser à l'instinct vos mains préalablement huilées, toujours du bas vers le haut, sur les tissus musculaires.

CHAPITRE 3

RÊVE DE BONHEUR À L'HEURE D'UN NOUVEAU JOUR

Ce que je voudrais être après la ménopause

La problématique

À l'approche de la cinquantaine, il est impossible pour les femmes d'ignorer la question de la ménopause, tant le sujet se trouve abondamment commenté et analysé dans toutes sortes de publications, articles, ouvrages, émissions télévisées et radiophoniques, spécialisées ou non, digitalisées ou imprimées. De gré ou de force s'impose une représentation, presque une culture de la ménopause qui leur signale un événement aux nombreuses suites, à la fois intimes et sociales. La première de ces représentations, portée par un discours médical d'endocrinologue largement vulgarisé, pointe un bouleversement hormonal suivi d'un arrêt des règles. La ménopause, terminologie née au XIXe siècle et anciennement appelée *âge critique* par les carabins des Lumières, semble être avant tout un problème d'hormones. Seulement, dans les faits, il n'en est rien, les hormones ne justifient pas tout.

Pour bien comprendre le rôle joué par l'arrêt de la production hormonale dans la vie des femmes et dans leur façon de se considérer après, belles, désirables, moches, trop âgées, il est important d'illustrer l'influence permanente qui a été exercée sur le statut des femmes dans la société par les regards extérieurs portés sur les saignements menstruels. Selon les époques et les lieux, les écoulements sanguins, effectifs ou en fin de parcours, ont été plus ou moins stigmatisés, et la fin des sécrétions hormonales féminines n'a pas toujours eu le sens qu'on lui connaît aujourd'hui.

Pour les femmes du pays des droits de l'homme, bénéficiant des acquis des mouvements féministes des années 1970 sur le droit à disposer de son corps, le droit à la contraception et à l'avortement, les règles ne sont plus un tabou. Elles ne sont pas considérées comme un problème, mais plutôt comme un signe naturel positif, bénéfique pour la santé. Pourtant, dans beaucoup de pays et de cultures, des archaïsmes persistent, les règles continuant à faire peser sur les femmes des sentiments de honte et des images d'elles-mêmes dégradées.

En Afrique, le décrochage scolaire des jeunes filles est à mettre en parallèle avec l'absence d'accès à des protections hygiéniques fiables et abordables économiquement, ou d'équipements sanitaires, obligeant une élève sur dix à manquer l'école durant leurs périodes. À raison d'un cycle tous les vingt-huit jours, le nombre d'absences scolaires atteint vite des volumes difficilement rattrapables. Au Japon, il y a peu encore, un chef sushi féminin était moins considéré que ses pairs masculins à cause d'une idée préconçue tenace sur l'existence d'un effet négatif des règles sur les capacités gustatives, le sang des menstrues gâtant le goût, c'est bien connu quand on ne sait rien.

Pollution, impureté, la présence du sang des menstrues a souvent servi d'instrument de ségrégation sociale et de domination des femmes. Au Népal, malgré une interdiction gouvernementale assortie d'amendes en cas d'infraction, la tradition hindoue de l'exil menstruel continue à obliger un certain nombre de femmes à s'isoler tant que du *sang impur* coule de leur sexe. En Papouasie-Nouvelle-Guinée, une étude anthropologique[1] sur le comportement de domination masculine de la tribu des Baruya décrit cette même mise à l'écart. Avec une nuance toutefois concernant les femmes ménopausées. La disparition de la menace du sang et de ses conséquences sur le pouvoir des hommes donne à la femme ainsi désarmée symboliquement la possibilité de jouer dans la sphère du pouvoir un rôle égal à celui de l'homme, rôle inaccessible auparavant. En perdant leur fertilité, les femmes changent de statut et gagnent une nouvelle liberté.

Cet exemple primitif de la transformation d'une *fin* en *début* d'autre chose interroge le jugement que nous portons sur les femmes ménopausées, la ménopause étant de prime abord considérée, dans nos sociétés occidentales, comme une *fin* aux conséquences peu positives, une sorte de mise à la retraite de sa propre féminité.

1. Maurice Godelier, *La Production des Grands Hommes. Pouvoir et domination masculine chez les Baruya de Nouvelle-Guinée*, Paris, Fayard, 1982.

À partir de leur culture, construite autour de la prééminence des hommes sur les femmes, les Baruya nous disent cependant que la place des femmes non reproductives est une place à prendre, qui pourrait être bien différente si nous prenions conscience de la valeur de notre féminité post-ménopause, et qu'il est possible de refuser d'être assignées à comparaître, étiquetées, dévalorisées, contre notre gré.

Avec la ménopause, il y a un avis d'expulsion émis par l'image que nous nous en faisons, étayée d'une certaine façon par le discours médical classique focalisé sur le désordre des hormones, oubliant que les patientes vivent ce bouleversement comme la disparition d'une part essentielle, s'imaginent-elles, de leur féminité. Et, dans ce cas de figure, l'usage de la médecine d'accompagner ce passage en décryptant la situation à partir des normes thérapeutiques, c'est-à-dire en s'intéressant principalement aux seuls critères physiologiques, est insuffisant, voire traumatique pour les femmes qui vivent mal d'être exclues d'une féminité associée à la fécondité.

Mais des alternatives existent. Ce bref tour d'horizon sur la mise au ban des règles et sur la crainte suscitée par leur arrêt, faisant du sang menstruel un instrument de coercition et de contrôle des femmes et de leur avenir permet également de cerner un des points d'appui capables d'empêcher l'âge climatérique de devenir un accélérateur du vieillissement. Car les femmes ne sont pas obligées de faire une croix sur leur féminité. En effet, ce point d'appui, qu'il serait urgent d'investir, reconsidérerait les conséquences de l'aménorrhée, perçue la plupart du temps comme une impasse, d'un point de vue culturel, même si les vécus sont très hétérogènes, chacune ayant des symptômes et des appréciations très différentes. Il s'agirait de construire une culture de la ménopause de remplacement qui ferait la part belle au bien-être des patientes. Mais, pour cela, il est capital de bien saisir les enjeux de la fin des règles. Et de se poser la question de savoir pourquoi les femmes subissent une atrésie folliculaire, alors que la majorité des animaux restent fertiles toute leur vie. Parce que justement nous ne sommes pas des animaux, pourrait-on répondre.

D'un point de vue plus scientifique, la réponse a dernièrement été enrichie par des chercheurs canadiens[1] qui affirment avoir trouvé les coupables : l'homme ! Ils ont découvert que la ménopause serait le résultat d'une sélection naturelle causée par la tendance masculine à rechercher des partenaires plus jeunes pour s'accoupler. Et pour étayer leurs conclusions controversées, ils ont mis en œuvre des simulations informatiques parvenant à établir un lien entre l'arrivée de la ménopause et l'intérêt des hommes pour une reproduction avec des jeunes femmes, préférence conduisant à une accumulation de mutations génétiques, de génération en génération, préjudiciables à la fertilité féminine, jusqu'à l'apparition de la période ménopausique.

Le raisonnement est implacable si l'on considère les efforts de la sélection naturelle, entièrement dévouée à

1. Dans une étude publiée par la revue *PLOS. Computational Biology*.

la survie des espèces, à protéger génétiquement la fertilité des individus en fonction du contexte des accouplements. En effet, en repérant au fil des âges le goût manifeste des hommes pour la jeunesse de leur partenaire féminine, un phénomène entièrement dépendant de la culture, la sélection naturelle s'est efforcée de ne pas dilapider les chances de l'espèce en offrant aux femmes une période féconde de trop longue durée, comme c'est le cas pour les hommes. Elle a juste cessé de réprimer les mutations génétiques à l'origine de l'infertilité des femmes. Inversement, nous pourrions imaginer que, si les femmes avaient eu la possibilité de manifester leurs préférences pour les hommes plus jeunes, ce seraient les hommes qui auraient perdu leur fertilité à un certain âge.

Il n'empêche, ce ne sont pas les hommes qui sont concernés par ces questions et qui doivent affronter ces transformations physico-chimiques d'importance. Ce sont les femmes qui ont aujourd'hui dans leur génome un temps inscrit pour l'enfance, pour l'adolescence et pour la fertilité, et un temps pour une cinquantaine fabuleuse. Si et seulement si elles s'en donnent la peine et se laissent guider par les opportunités d'une société où elles ont déjà réussi à remporter de belles victoires vers leur indépendance. Et à la condition qu'elles ne se laissent pas surprendre par la ménopause et ses attendus, qu'elles ne sous-estiment jamais l'influence de cet événement sur leur estime de soi et sur la valeur qu'elles donnent à leur beauté, ni à leurs effets sur le monde.

Les symptômes

Avant de décrire les symptômes de l'aménorrhée, bien connus de tous les médecins, soulignons qu'il y a autant de récits de ménopauses qu'il y a de femmes, car chaque perception prend sa source dans l'histoire de l'individu, de son corps et de son environnement. C'est une histoire qui se raconte à plusieurs voix, le médecin éclairant la patiente de ses observations cliniques. Mais il est entendu que, pour le monde médical, la ménopause survient autour de 51 ans, l'âge restant le même quelles que soient les périodes historiques ou la géolocalisation. Le changement étant venu de l'espérance de vie.

Cela étant, la patiente doit aussi faire confiance à ses impressions, car au vu de l'évolution de la médecine et de la diversité de ses thérapeutiques et de ses approches, pari sur lequel mise la médecine de la beauté, la carte des symptômes ne sera pas finalisée tant qu'il y aura des sensibilités féminines confrontées à la perte de leur fertilité. Cette situation se fait au bénéfice des femmes et de l'évolution culturelle autour de la ménopause, permettant ainsi d'oublier des postulats aberrants tels que celui décrit en 1886 par le docteur Henri Guimbail de la faculté de Paris, dans un ouvrage sobrement intitulé *De la ménopause à la folie*.

Au XXIe siècle, les femmes ménopausées ne sont plus soupçonnées de folie, voici le détail de quelques symptômes recueillis au cours des nombreux examens effectués en cabinet. Ils ont été choisis pour illustrer l'infinie variété des états ménopausiques et des besoins des patientes, leurs attentes typiques.

- **La ménopause imaginaire**
  Le temps a filé et la patiente sent arriver le moment où elle devra affronter la cessation de son activité ovarienne. L'isolement, l'inquiétude liée au peu de partage d'expériences sur le sujet fabriquent un état d'anxiété propre à créer des *impressions* de ménopause, par le biais d'un phénomène d'autopersuasion caractéristique (je pense à une démangeaison, je sens une démangeaison et je me gratte, alors qu'il n'y a pas de raison).

- **Les rougeurs de la ménopause**
  Les premiers signes tangibles ont fait leur apparition. La patiente sait que son corps vient de démarrer un processus irréversible qui va radicalement la transformer. Ce n'est pas un changement vécu positivement. La ménopause véhicule encore trop une image de déclin, pour les plus pessimistes, d'hiver, de retraite, contradictoire avec l'énergie que la femme en cours de ménopause éprouve, ne se sentant pas diminuée par l'âge, mais seulement par le regard que l'on porte sur elle. Et, dans ce cas, la représentation dominante de l'image de la ménopause est plus forte que la sensation de la patiente. La femme se sent honteuse d'aspirer à de nouvelles aventures alors que la société lui

indique le chemin de la sortie. Elle rougit de son impudeur.

– **Un sentiment d'inutilité**

Au mitan de sa vie, la patiente, qui a pris à cœur son rôle de mère et la fonction sociale afférente, voit se restreindre son champ d'action. Les enfants ont grandi, s'apprêtent à quitter le giron maternel. Un sentiment de vide s'installe, couplé à celui d'inutilité. Que faire lorsque le temps de la procréation et de l'éducation, qui vous semblait si doux et si riche, s'en est allé ? Il y a une forme d'injustice, en comparaison du processus de l'andropause, de devoir constater malgré soi la défaillance de son appareil reproducteur, qui constituait une part de l'essence de la féminité de la patiente, une fierté aussi. C'est un terrain favorable à des états dépressifs chroniques.

– **La débâcle du désir**

Il y a deux facteurs concernés, l'un et l'autre s'épaulant pour entraîner la patiente vers une totale absence de désir. Le premier est la blessure narcissique engendrée par l'annonce du changement de régime hormonal. Cette mort symbolique, un âge biologique qui impacte un âge social, a été abondamment décrite et parvient toujours à la même conclusion pour la femme : la perte de son pouvoir de reproduction annonce la vieillesse et la

perspective peu réjouissante de devenir un fardeau social. Bien qu'extrêmement caricaturale, cette image continue pourtant à influencer les patientes, et rogne leurs envies.
Le second facteur de la débâcle du désir durant la ménopause concerne la baisse du taux d'œstrogènes, engendrant entre autres une sécheresse vaginale et une diminution du flux sanguin qui provoque une réduction des tissus vaginaux et des lèvres, dès lors nettement moins réceptifs à la stimulation sexuelle. On pourrait penser que le désir, sous influence de la testostérone, serait épargné par ce changement. Malheureusement ce n'est pas le cas.

– **La péri-ménopause**

C'est le prélude aux différentes manifestations, toutes aussi singulières les unes que les autres, qui annoncent l'arrivée de l'aménorrhée proprement dite. La patiente, aux alentours de la quarantaine, peut constater des irrégularités du cycle, de la fatigue, des maux de tête, tout un faisceau d'indices qui la mettront avec son médecin sur la bonne piste. Avant ses règles, la fatigue est plus présente que d'habitude. Celles-ci sont plus abondantes, plus rouges, et traînent en longueur. Les seins gonflent, se tendent, donnant la sensation étrange d'être enceinte à chaque cycle.

– **La période J, comme le jour mais en plus long**
Adolescente, la patiente est entrée dans l'âge adulte avec ses premières règles. De 200 à 500 cycles plus tard, le stock de départ des 300 000 ovocytes quiescents de la puberté a été réduit à 300 environ, qui disparaîtront en dégénérant, digérés par le corps de la femme. Une digestion plus facile que le phénomène de la ménopause et ses conséquences directes et indirectes. La production de la progestérone arrêtée précède celle des œstrogènes, annonçant l'installation de la ménopause et de son cortège de maux et de mauvaises nouvelles. Un tableau clinique assez déprimant. La peau vieillira. Les bouffées de chaleur rappelleront à la patiente son état d'assujettissement aux hormones. Elle sera plus irritable. Avec l'ostéoporose, le squelette se fragilisera. Les seins tomberont. Le sommeil fuira. Il y aura des troubles fonctionnels génito-urinaires et une possible prise de poids. Les symptômes seront physiques et psychologiques. À l'écoute de cette litanie, largement diffusée par les médias, la patiente sera forcément inquiète. L'inquiétude sera une des premières manifestations de ce changement hormonal aux multiples conséquences.

LES THÉRAPEUTIQUES

Après avoir constaté en cabinet la variété des histoires et des attentes des patientes dès qu'il s'agit des symptômes de la ménopause, il en est ressorti un point commun à tous ces examens cliniques : la présence d'un même stress des femmes, plus ou moins vif, de vivre seules et avec peu d'aide une situation faisant état d'un déficit. Déficit hormonal, déficit d'estime de soi, déficit de compréhension quant aux conséquences, trop opaques pour beaucoup d'entre elles. L'arrêt des menstruations et de la fertilité naturelle reste finalement très rarement perçu comme une opportunité.

Aujourd'hui, le discours sur l'âge ménopausique se structure essentiellement autour du principe de vieillissement, sans mettre en avant les aspects positifs, le temps pour soi, l'arrêt de moyens de contraception, la disparition des troubles lors de l'ovulation, etc. De plus, juste après le passage de la ménopause, qui pourrait être vécu comme un événement de maturité bénéfique, déjà la post-ménopause annonce son cortège de désastres, l'ostéoporose et ses fractures, de la hanche notamment, les risques cardio-vasculaires, qui sont augmentés, dus à la perte de la protection régulatrice des hormones, et d'autres pathologies indiquant l'âge, non pas d'un renouveau, d'une nouvelle indépendance, mais d'une grande fragilité. Et cela toujours contre les femmes et leur avenir.

C'est pourquoi ces discours alarmistes sur la ménopause doivent être pondérés dès les premières consultations, d'autant plus que les solutions thérapeutiques à ces problématiques ont, elles aussi, atteint une maturité suffisante pour fournir des réponses concrètes, et sont parfaitement maîtrisées par la médecine de ville.

Je suis gênée dans ma vie quotidienne

Les effets secondaires, troubles du sommeil, maux de tête, bouffées de chaleur, peuvent se manifester violemment. Pour le confort de la patiente, qu'elle puisse se concentrer sur la part positive de l'événement sans être rappelée à l'ordre par les désordres temporaires de sa physiologie, un traitement de substitution hormonale à base d'hormones naturelles faiblement dosées rétablira l'équilibre.

En se fixant sur les récepteurs des œstrogènes présents sur les multiples organes du corps, dont la peau, le traitement hormonal de la ménopause (THM) mime l'action des œstrogènes avec des bénéfices incontestables sur la qualité de la vie. On y ajoute de la progestérone qui joue un rôle protecteur contre le cancer de l'utérus.

Les THM obtiennent de très bons résultats pourvu que l'on respecte le principe de doser *a minima* les hormones substitutives, leur efficacité dépendant de la formule sanguine de la patiente. Et pour les femmes inquiètes à l'idée d'un traitement hormonal, il existe de nombreuses alternatives, tels l'acupuncture, l'hypnose ou le yoga.

J'ai perdu ma silhouette

La déprime dirige fréquemment le moral de la femme ménopausée. Celle-ci se plaint de ne plus être vue, d'être ignorée, avec le sentiment diffus de ne plus se retrouver, de ne plus réussir à être vraiment elle-même. La mélancolie s'installe, la patiente se sent anonyme, perdue, punie.

Dans le présent cas de figure, l'héritage génétique est celui d'une silhouette gynoïde provoquée par une vie sédentaire, taille fine, ventre concave n'ayant pas survécu aux grossesses, hanches larges assorties d'une culotte de cheval assez significative. La cellulite, celle dite adipeuse, logée sur les hanches, au lieu de disparaître s'est sournoisement installée au niveau du ventre.

La patiente ne sait plus comment s'habiller. La perception « je suis ronde », dans un registre d'acceptation de soi positif, a fait resurgir de vieux complexes, « je me sens lourde », qu'elle identifie parfaitement sans réussir à s'en débarrasser. Elle a l'impression que son corps la lâche.

La réponse thérapeutique est d'utiliser directement une méthode high-tech non invasive, capable d'obtenir des résultats visibles, de réhabiliter rapidement silhouette et unité corporelle. Ce nouveau traitement révolutionnaire, catalyseur, qui plus est, de bien-être, est efficace en quelques séances. C'est le seul soin au monde en mesure de faire gagner, sans le moindre effort, de la masse musculaire et de faire perdre de la graisse en même temps. Un zéro effort qui non seulement n'exclut pas mais recommande la pratique d'une activité sportive régulière, car un muscle doit s'entretenir pour se maintenir.

Les pads de la machine se fixent sur la zone à traiter, ici le ventre de la patiente, et la séance de stimulation dure trente minutes. Des ondes électromagnétiques focalisées de haute intensité (HIFEM) agissent jusqu'à 7 centimètres sous la peau, là où les muscles se trouvent. Les impulsions d'une puissance de 2,5 tesla, du nom de Nikola Tesla, le savant sans qui bon nombre de protocoles issus de la médecine quantique n'existeraient pas, déclenchent en agissant sur les nerfs moteurs des contractions supra-maximales. Près de 20 000 contractions par séance, un score inaccessible sans l'aide de cette technologie.

Après chaque séance, comme le pratiquent les grands sportifs pour entraver le processus inflammatoire à la suite d'un exercice intensif, je conseille à la patiente d'effectuer un *power nap*, une micro-sieste pour récupérer en favorisant la baisse du taux de cortisol à la source du processus anti-inflammatoire. À la sixième séance, espacée sur trois semaines pour un meilleur résultat, les abdominaux se dessinent nettement. Mieux gainé, le corps a gagné en tonicité. Il s'est réveillé, donnant à la patiente des velléités de bouger.

Les semaines suivantes, la forte dépense énergétique engendrée par la machine entraîne la libération d'acides gras libres. Captés et digérés par les macrophages, les cellules sentinelles de l'organisme, l'acide gras disparaît, naturellement éliminé sur trois mois environ. À la clé, la destruction d'environ 18 % des cellules graisseuses.

Mine rouge et désolation du décolleté

Il y a les bouffées de chaleur et il y a les rougeurs, qui surgissent à l'improviste, au travail par exemple, en réunion. Subitement, elles apparaissent au niveau du décolleté, du cou et du visage, une sensation comparable à celle éprouvée par les jeunes filles qui, sous le coup d'une forte émotion, s'empourprent jusqu'aux oreilles, perdant tous moyens. Mais à la différence des jeunes filles, qui s'en remettent, la femme de 50 ans, plongée dans son milieu professionnel, peut s'inquiéter du regard de ses collègues. En entreprise, la transformation numérique fait la place belle aux générations nées avec un écran interactif entre les mains, moins aux seniors ayant encore quinze ans à travailler avant la retraite.

« J'ai pris vingt ans en une réunion », explique la patiente venue consulter inquiète que « les millenials lui fassent la peau ». À l'examen clinique, elle présente les signes d'un érythème facial, suite aux bouffées de chaleur et à une consommation d'alcool qui, sans être excessive, est devenue visible. L'alcool a un prix rappelé sans cesse par les campagnes de prévention, mais qui, curieusement, n'évoquent pas la beauté, également abîmée, en plus de la santé.

Pour gommer ces marques, sans devoir subir les conséquences de l'emploi d'un laser CO_2 (dix jours chez soi pour récupérer une figure montrable), la patiente accepte un traitement par bio-stimulation, capable d'agir à la fois sur la dilatation des vaisseaux sanguins et sur le rajeunissement du visage. Ce sont des énergies à base de lumière LED, rouge pour stimuler les fibroblastes, bleue pour des effets antibactériens et jaune pour apaiser les rougeurs. Grâce à la diffusion des photons, l'effet opère sur l'ensemble de la chaîne enzymatique et cellulaire, à une profondeur intéressante, allant jusqu'à 13 centimètres dans les tissus.

Réfractaire aux substituts hormonaux, le corps seulement désaccordé par des bouffées de chaleur et des rougeurs, la patiente accepte d'essayer la pratique du yoga des hormones. Initiée par Dinah Rodriguez, aujourd'hui âgée de 94 ans, ce yoga des hormones travaille des postures et des respirations intenses (pranayama) pour stimuler les glandes (ovaires, thyroïde, hypophyse et glandes surrénales). En établissant un contact, via le souffle et la visualisation, avec l'hypophyse, glande endocrine du cerveau, une hormone, la thyroxine[1], faisant défaut aux femmes souffrant de maladies thyroïdiennes, est potentiellement produite. Et l'assiduité à la pratique de ces exercices proches d'une forme d'autohypnose, de 15 à 20 minutes chaque jour, agit aussi sur les ovaires, toujours par le biais du

1. « Effect of yogic pratices on the level of thyroxine (T4) », *International Journal of Medical and Health Research*, août 2016.

souffle et de la visualisation, en relançant une petite production d'œstrogènes.

Couplée à cette piste tournée vers une indépendance hormonale qui booste ses capacités endogènes d'autorégénération, la patiente complète son traitement par un régime riche en phythormones, avec des plantes ayant fait leurs preuves : soja, pois chiches, asperges, haricots verts, houblon, lin, ginseng. Et une recommandation de ne pas fatiguer le foie, celui-ci jouant un rôle essentiel dans l'équilibre hormonal, avec une prise de crucifères (brocoli, chou, radis noir) qui optimisent le travail de détoxification.

La ménopause m'effraie

La femme de 50 ans peut-elle reprendre le contrôle sur les conséquences de l'arrêt de ses règles et réviser son idée d'une ménopause sanction pour l'échanger contre une vie dont elle ne soupçonne pas assez l'existence ? « La ménopause est quelque chose de naturel, ce n'est pas une maladie », affirment celles qui osent aborder le sujet, paraphrasant le désormais classique « la grossesse n'est pas une maladie ».

Aux États-Unis, un blog, représentatif de ce mouvement, *Menopause Misery*, interdit aux hommes, propose aux femmes, de 45 à 75 ans, de reconsidérer la question. D'autres personnalités rédigent des ouvrages incitant à repenser de fond en comble l'âge ménopausique, *The Menopause Secret. A comprehensive guide to managing your menopause and beyond*[1], de Jane Atherton, ou *The Longevity Book*, de l'actrice Cameron Diaz, qui suggère d'aborder la ménopause avec simplicité et franchise.

La spécialité de l'actrice Béatrice Dalle, la franchise, synthétise dans un entretien accordé au magazine *Vanity Fair*, les enjeux de la ménopause en évoquant l'expérience de Brigitte Bardot, l'archétype de la « bonne meuf » qui avait dit à propose de la vieillesse : « Vous savez comment j'ai compris que j'avais vieilli ? Le jour où j'ai dragué un mec et que, pour la première fois, il n'a pas voulu de moi. » Même Bardot, insiste Béatrice Dalle, et de poursuivre sur sa lancée en déclarant que « ce sera la révolution des années à venir : faire tomber cette idée qu'une femme à 50 ans n'est pas regardable, pas désirable, pas aimable. Non, désolée, on est toujours des femmes ».

Les gestes vertueux

La nuit, sous l'effet des bouffées de chaleur, je me réveille plusieurs fois, même mes draps sont trempés

Le traitement hormonal de la ménopause (THM) est très efficace sur les bouffées de chaleur et les sueurs,

1. *Le Secret de la ménopause. Un guide complet pour gérer votre ménopause et au-delà.*

s'il n'existe pas de contre-indication et que la patiente est bien suivie.

- Le seul médicament non hormonal est l'Abufène, un acide aminé délivré sur prescription médicale un peu plus efficace que le placebo.
- L'acupuncture permet de réduire légèrement les effets négatifs. En rétablissant l'élément yin (féminin) qui a tendance à disparaître au profit de l'élément yang (masculin).
- Produit à base d'encre de seiche, le *Sepia officinalis*, en homéopathie, régulerait la chaleur.
- La sauge agit sur la transpiration en complément alimentaire, alors que le trèfle rouge, le houblon et le soja ont une action œstrogénique.

Les rapports sexuels deviennent douloureux, j'ai aussi des cystites après les rapports

Lors de la ménopause, on assiste à une carence en œstrogènes entraînant 80 % de douleurs pendant les rapports. Si la femme a eu une vie épanouie avant, elle passera plus facilement le cap ménopausique.

- Le THM supplémente cette carence.
- Des lubrifiants, utilisés avant les rapports, permettent de lubrifier le vagin.
- On peut aussi opter pour des ovules ou des gels à base d'acide hyaluronique.
- Certaines crèmes hormonales sur prescription médicale ont aussi cette action.

- La radiofréquence et les ultrasons en vaginal permettent sous l'effet de la chaleur une stimulation du collagène, des fibres élastiques ainsi qu'une plus grande production d'acide hyaluronique pour traiter la sècheresse et la laxité vaginales, produisant à terme une sensation de confort.

J'ai le moral qui fait des montagnes russes et je me sens fatiguée

- Le THM n'est pas une indication à proprement parler, mais a une action sur l'humeur.
- Les antidépresseurs prescrits par un spécialiste.
- Le sport stimule la production d'endorphine et favorise l'activation du système de récompense.
- L'hypnose permet de nous entraîner dans une nouvelle dynamique.
- La thérapie cognitive de méditation basée sur la respiration pratiquée quotidiennement fait prendre conscience de ses pensées et permet de se recentrer.
- Certaines plantes ont une action *antidepresseur-like*, comme la rhodiole, le millepertuis, le griffonia, la valériane, l'eschscholtzia. Attention cependant, ce sont des molécules actives, il convient d'en parler à votre médecin et (ou) pharmacien.

Ma peau vieillit, s'affaisse, j'ai les pores dilatés

- Le THM agit sur l'élasticité de la peau.
- Il faut s'assurer une bonne hygiène de vie cosmétique en privilégiant des crèmes à effet barrière protectrice, des gommages pour le renouvellement cellulaire et une protection anti UVA-UVB au soleil.
- Les compléments alimentaires comme les oméga 3, l'huile de bourrache, le zinc et le silicium participent au bon fonctionnement cellulaire.
- La radiofréquence des ultrasons régénère la peau avec un effet liftant.
- Le Plason ou mésothérapie sans aiguilles supplémente le derme en acide hyaluronique et vitamines.
- La luminothérapie, ces *super* LED assurent une stimulation du collagène, des fibroblastes et une réjuvénation cutanée *coup d'éclat*.
- Les injections d'acide hyaluronique permettent de restituer la perte de volume et assurent l'hydratation cutanée.
- En défroissant les rides d'expression, la toxine botulique a une action visiblement rajeunissante.

CHAPITRE 4

CONFESSIONS DE FEMMES

Mes désirs de femme

La problématique

D'après le sphinx, redoutable monstre féminin de la mythologie grecque, au buste et visage de femme, au corps doté d'ailes d'oiseau de proie, aux pattes et à la queue de lion, l'existence de l'Homme se résume à trois âges[1], l'enfance, l'âge adulte et la vieillesse. Pour les femmes et l'évolution de leur sexualité, l'existence tisse un parcours sur plusieurs décennies, enrichies de deux nouvelles étapes par rapport à celui des hommes.

Le premier âge du désir naît au stade du fœtus, lorsque se développe une sensorialité liée aux émotions de la mère, à son état général, dès le cinquième mois du développement des tissus embryonnaires. Une harmonie

1. Œdipe, celui qui fit mourir le sphinx en donnant la bonne réponse à son énigme, « qu'est-ce qui marche à quatre pattes le matin, à deux le midi et à trois le soir ? », le paya cher, en épousant sa mère sans la reconnaître, dont il avait tué le mari, son père, toujours sans le savoir.

se crée *in utero*. En fonction du comportement de la maman, positif, affectueux, épanoui, de l'entourage, la femme à naître ne réagira pas dans la vie de la même façon. Selon la nature du lien maternel établi pendant la grossesse, le désir aura des expressions différentes, toutes sous l'influence indirecte de cette première forme naturelle d'attachement. Par la suite, ce cadre de référence influencera durablement les affects nés sous ces auspices féminins.

Lors de l'enfance, le développement psychosexuel est placé sous le signe de la cause et de l'effet, « tiens, en me caressant, c'est agréable », et de la curiosité, « comment suis-je faite ? ». Une abondante littérature[1] a longuement décrit les différentes étapes jalonnant cette découverte du corps et de son fonctionnement. C'est le moment pour les parents de faire en sorte que la sexualité ne devienne pas un tabou, et d'expliquer le respect dû au corps et à son intégrité. C'est le deuxième âge. Puis vient le temps du troisième âge, d'une sexualité infantile remplacée par les explorations de l'adolescence, moments clés du passage à la vie d'adulte, aux répercussions à la fois physiologiques, le corps change, psychologiques et sociales, l'enfant prend de l'autonomie, de l'assurance, il établit de nouveaux rapports avec les autres, notamment sur le plan sexuel.

Le quatrième âge de la sexualité de la femme, qui redistribue les désirs selon de nouvelles priorités, est

1. Marcel Rufo, *Tout ce que vous ne devriez jamais savoir sur la sexualité de vos enfants*, Anne Carrière, 2003.

initié par le choc émotionnel de la maternité ou la tristesse du constat d'une infertilité. Parfois l'absence d'enfant est un choix légitime, bien que souvent décrié par l'entourage ou la société, qui aime superviser la natalité de ses contemporains dans un souci de prévision économique. Quoi qu'il en soit, la majorité des mères vivent une sexualité post-partum et, au-delà, comme une sexualité à la nature transformée, à la fois sur le plan physiologique, les hormones mettent un temps à retrouver leur équilibre, et psychologique, un enfant mobilise l'attention. Mais, pour toutes les femmes, qu'elles soient avec ou sans enfant, le quatrième âge du désir sexuel féminin se vit en relation avec le principe de la procréation et de l'horloge biologique qui fait tic-tac.

Le cinquième âge annonce le mitan de l'existence, nouveau carrefour de vie décisif où les rôles s'inversent, où ce sont les enfants qui prennent soin de leurs parents devenus vieux. Mais la cinquantaine, décrite à tort comme une période de crise, est en fait un âge fécond, le moment opportun d'opérer une révision à 360°, de changer ce qui peut l'être en se donnant de nouveaux défis. Les femmes de 50 ans, affranchies des premières étapes de leur vie, qui les a enrichies d'expériences, peuvent se consacrer en toute liberté à la façon dont elles souhaitent vivre la suite de l'aventure.

50 ans, l'âge des audaces et d'un désir assumé. La ménopause n'est qu'un épisode. Revivre, redevenir visible est à la portée de toutes les femmes qui sont prêtes à se faire confiance. Il suffit d'un rien pour que le cycle du désir et les circuits du plaisir se remettent

en branle avec une force insoupçonnée. À les écouter dans l'enceinte du cabinet, il est aisé de comprendre qu'elles n'éprouvent plus le besoin de brûler leurs soutiens-gorge pour affirmer le droit de disposer de leur sensualité. Elles ont pris acte de leur époque, d'une parole plus indépendante, #balancetonporc, #metoo sont passés par là.

La volonté d'explorer la sexualité de la cinquantaine s'affiche sans complexe. Et quand ce n'est pas le cas, elle n'attend qu'une occasion pour se faire entendre, montrer les vertus de l'exploration de soi, du plaisir de se reconsidérer en tant que belle femme désirable, en pleine santé sexuelle. Parfois cette émancipation est un *empowerment* lesbien, des patientes découvrent leur attirance pour d'autres femmes. Parfois l'expression de la libido est différente, et anime un *empowerment* sans cadre. Dans tous les cas, la variété des chemins personnels surprend dès que l'on évoque le désir des femmes. Il en reste tant à explorer !

Les symptômes

Les mots de la sexualité, explosion, embrasement, intensité, sont là pour nous rappeler l'énergie et le mouvement qu'elle génère. Mais il y a des explosions et des vertiges qui affolent quand ils ne sont plus que des souvenirs lointains, des extases qui effraient au lieu de griser, trop éloignées des sensations du moment.

La trajectoire initiée par la cinquantaine n'est pas une période si facile à appréhender. La sexualité a beau être un plaisir, il faut souvent repenser l'ivresse en tenant compte du nouveau dialogue que son corps a établi avec les changements hormonaux et les effets du temps.

La peur de la défaillance sexuelle n'est pas l'apanage des hommes. À l'approche ou après la ménopause, la femme peut craindre le vieillissement mécanique de ses organes. Sujet tabou, l'angoisse de la sécheresse vaginale et le relâchement du périnée sont les homologues féminins de l'angoisse de la panne érectile chez l'homme. Il est d'ailleurs étonnant de constater qu'une grande majorité de femmes de 50 ans ne savent pas vraiment comment est fait leur sexe.

– Le sexe féminin, cet inconnu

Le Jardin parfumé[1] est le Kamasutra arabe, un paradis terrestre où toutes les voluptés sont possibles. Encore faut-il être initié à ses recettes aphrodisiaques et à l'intimité des femmes, avoir eu l'occasion de découvrir à quoi ressemble le sexe féminin. Au musée, il est *L'Origine du monde*, peinte en 1866 par Gustave Courbet. C'est un sexe à la pilosité fournie d'une femme « émue et convulsée », selon les mots de l'écrivain explorateur Maxime du Camp. Dans les manuels scolaires, les élèves ont dû faire preuve de patience et attendre la

1. Manuel d'érotologie arabe du Cheikh Nefzaoui.

rentrée 2017 pour accéder à l'anatomie du sexe féminin, enfin réhabilitée comme information toujours bonne à connaître.
Trop longtemps, le sujet est resté confidentiel. Même la psychanalyse a eu tendance à entrevoir les femmes comme des hommes intériorisés. Le féminin vu sous l'angle masculin, « l'envie du pénis » chère à Freud, pointait l'image d'une femme incomplète. L'horizon s'éclaircit un peu avec Master & Johnson, un couple de sexologues américains qui, dans les années 1960, débusqua l'importance du foyer clitoridien dans la jouissance. Coup de tonnerre dans les certitudes de l'époque, le clitoris participe à l'orgasme avec le vagin, les deux organes étant les éléments d'un seul et même système de désir stimulé à des endroits différents. Pourtant, aujourd'hui encore, l'information sur les fonctions de cet appendice érectile d'une dizaine de centimètres, riche de 7 500 terminaisons nerveuses (contre 6 000 pour le pénis), séparé en deux arches pour entourer le vagin et l'urètre, reste inconnue de beaucoup de femmes.

– **Libido en berne**

Après 50 ans, les troubles de la libido sont plus fréquents. Pour les hommes, « la panne » peut dans certains cas réclamer la prise de Viagra ou une injection de prostaglandines dans la verge, pour favoriser l'accumulation de sang à l'intérieur du pénis et stimuler mécaniquement l'érection. Chez la femme, la baisse de désir est liée à la baisse d'œstrogènes, de progestérone et de testostérone. Mais aussi à la perception d'un sexe changé, aux tissus distendus et moins sensibles. C'est la dyspareunie, aux douleurs ressenties par 31 % des femmes ménopausées, couplées à des difficultés sur le plan du fonctionnement et de la satisfaction sexuelle. On parle aussi de syndrome génito-urinaire de la ménopause, qui associe difficultés à la pénétration, troubles urinaires et douleurs pelviennes. Cela implique pour certaines femmes d'enterrer leur vie sexuelle.

– Un désir muet

La sexualité occupe tellement le devant de la scène qu'on en oublie qu'elle peut perdre de son importance, certaines personnes tirant un trait sur son existence, sans pour autant être malheureuses. Ce phénomène, mal connu, n'est pas une pathologie. Les injonctions du désir peuvent déserter la vie sexuelle d'un individu et faire place à une abstinence muette aux sollicitations. Les conséquences en reviennent aux conjoints qui vivent mal une libido mise en sommeil. Le désarroi est grand face au non-désir d'un compagnon de vie. Comment tirer un trait sur une intimité, jugée précieuse la plupart du temps ? Ce sont des agencements fragiles, des indisponibilités réversibles pourvu qu'on reconsidère leur importance.

- **Les séries tuent (ma libido)**

  Tout commence par une question anodine : « Tu connais la série *Docteur Foster* ? » Le pitch est séduisant. Dans la banlieue anglaise, une femme médecin se venge d'un mari volage. Dès le premier épisode, c'est l'addiction. Comme *The Affair*, autre série sur la crise conjugale, *Docteur Foster* est un condensé de *La Guerre des Rose* et de *Liaison fatale*. L'identification est immédiate. Le *binge-watching*, une surconsommation d'images à la chaîne, peut commencer et finir tard, parfois jusqu'à 3 heures du matin, parce que, après, il y a *Ozark*, *Mind Hunter* ou *Casa del Papel*. La nuit, c'est série !

  L'arrivée de l'offre pléthorique de plateformes telles que Netflix a bien eu un impact sur la vie sexuelle des couples. Un effet de balancier, du plus vers le moins, l'hashtag #NetflixorFuck ayant remplacé celui de #NetflixandChill, qui nourrissait l'imaginaire érotique au début du phénomène. C'est le postulat[1] de nombreuses études, dont celle du docteur Jean M. Twenge, professeur en psychologie à l'université de San Diego. Chiffres à l'appui, une Américaine sur quatre préférerait voir sa série préférée plutôt que de faire l'amour, la scientifique explique comment la libido, au sens de l'énergie psychique vitale, se

1. Jean M. Twenge, Ryne A. Sherman, Brooke E. Wells, *Declines in sexual Frequency among American Adult 1989-2014*.

projette dans le *binge-watching* plutôt que dans une relation charnelle.

- **Le règne des inepties**

  Sur YouTube, Jen Gunter, l'obstétricienne gynécologue canado-américaine, auteur de *La Bible du vagin*, censuré à cause du mot *vagin* sur certains réseaux sociaux, s'inquiète de cette nouvelle mode consistant à le détoxifier à grands renforts de bains de vapeurs à l'armoise (réputée toxique), de douches vaginales et d'insertion d'œufs de jade appelés *Yoni*, oubliant que solliciter ses muscles pelviens en permanence n'est pas une bonne idée. Faire l'apologie de cette hygiène douteuse, comme l'actrice Gwyneth Paltrow sur son site Goop, conduit des milliers de femmes mal informées à évacuer de leur flore utérine certaines bactéries naturellement présentes, aggravant les risques d'infection et de brûlure. Quant au lavement au café, et ses graves effets secondaires, et l'acupuncture avec des abeilles, susceptible de déclencher un choc anaphylactique, ils sont les signaux du besoin urgent d'information des patientes sur les méthodes alternatives susceptibles de développer leur bien-être.

Les thérapeutiques

Quand la sexualité se dérègle, l'homme dispose entre autres choses de molécules, le citrate de sildénafil connu sous le nom de Viagra, la prostaglandine, compléments aux stimulations mentales, horizon indépassable quelles que soient les thérapeutiques mises en œuvre. À l'inverse, à quelles ressources allopathiques dédiées les femmes ont-elles accès ? Aux États-Unis[1], le docteur Stéphanie Faubion, de la célèbre clinique Mayo[2], pousse une molécule, la flibansérine, qui cible les neurotransmetteurs, la sérotonine et la dopamine, ayant un impact sur la libido. Toutefois, ce traitement des troubles du désir sexuel hypoactif n'est pas sans effets secondaires gênants, comme des nausées. Et il agit seulement quatre semaines après la première prise, comme les antidépresseurs. En matière de molécule, pour les femmes, le choix est restreint. Il existe la bremelanotide, médicament tout juste autorisé par la FDA[3]. Ce peptide reproduit l'action de la mélanocortine, une hormone impliquée dans le désir sexuel. Il s'injecte avant un rapport au niveau de l'abdomen. Dans les deux cas,

1. Merci à Marc Chalamet, journaliste à New York, qui m'a fait parvenir de nombreuses études.

2. Fédération hospitalo-universitaire et de recherche américaine. De réputation mondiale, le siège en est situé dans la ville de Rochester, Minnesota. Source Wiki.

3. Food and Drug Administration.

flibansérine ou bremelanotide, les résultats sont loin d'être à la hauteur des rideaux auxquels chacune est censée grimper. 25 % des femmes traitées éprouvent une hausse du désir, contre 75 % indifférentes aux effets des molécules.

L'amour est un ressort vital à notre santé, enseignent les sciences. Les ressources pour réveiller une libido sont nombreuses. Il y a les molécules aux miracles plus ou moins attestés et des alternatives efficaces, des nouveaux traitements qui agissent sur tissus, et la lubrification vaginale à partir de laser fractionné ou de radiofréquence. Et il y a les leçons de la médecine chinoise ou ayurvédique, stimulant le système endogène du plaisir par le biais de techniques où plusieurs de nos sens, l'odorat, le toucher, sont sollicités. Car le sexe est une affaire profondément psychique qui a des résonances sur notre santé. La pratique régulière d'une sexualité est un vecteur de télomères à rallonge. Épanouis sexuellement, nous transmettons une meilleure santé aux générations suivantes. Elle stimule l'immunité et la prolifération des anticorps, libère des hormones telles que l'ocytocine, la dopamine, la sérotonine et les endorphines, associées à une baisse certaine de cortisol. L'intimité est un reflet de la diversité de nos desiderata, qui justifie parfois de se lancer dans l'inconnu pour se reconnecter à ses désirs, car le sexe normé est une caricature inopérante, que ce soit pour les puritains, les libertins ou les autres.

Je cultive mon sens de l'observation

Le sexe féminin est un sujet à explorer tout au long de sa vie. Les patientes qui souhaitent se l'approprier peuvent apprendre à le reconsidérer, à repenser leur sexe pour mieux profiter de sa sensibilité et ne pas se laisser enfermer par des représentations erronées. Cela peut commencer par la consultation de PussyPedia.net, une anthologie du sexe féminin à la manière de Wikipédia, avec un modèle en 3D offrant une plongée dans les arcanes du sexe féminin. Créé par Zoe Mendelson, journaliste scientifique, Maria Conejo, graphiste, et Jackie Jahn, docteur à Harvard, ce Wiki original incite chaque femme à en enrichir le contenu et contribue à sortir le sexe féminin de son anonymat.

Je reste à l'écoute

À la ménopause, qui n'est pas une fatalité en matière de désir et de sexualité, ne nous privons pas de répéter ce message, des difficultés peuvent apparaître, des troubles urinaires, des douleurs à la pénétration, des douleurs pelviennes. Ces dysfonctionnements fragilisent la sexualité, qui est une affaire profondément psychique, s'appuyant sur des morceaux de mémoire, des interactions que nous avons eues toute notre vie. Elle aussi est « plastique ». C'est pourquoi il est important de conserver une bonne image de soi, pour profiter de rapports fluides et excitants, en ne laissant pas s'installer une situation qui pourrait se dégrader. Surtout quand il existe des traitements adaptés, certains à base d'acide hyaluronique, de lactobacilles, d'œstrogènes, voire d'infimes doses de testostérone. D'autres sous forme de laser, de radiofréquences.

J'ai retrouvé mon sexe

La patiente, déprimée, avait la sensation de ne plus être elle-même « en bas ». Les petites lèvres de son sexe s'étaient développées et avaient dépassé les grandes. Ces dernières s'étaient distendues jusqu'à prendre un aspect fripé, causant une gêne lors des rapports amoureux. La patiente n'osait plus s'offrir aux caresses de son compagnon. Ces changements, apparus progressivement, avaient finalement affecté son image, qu'elle souhaitait réhabiliter sans trop savoir comment. Elle ignorait que, dans les cas d'hypertrophie modérée, la radiofréquence, une technologie pour raffermir la peau, lui éviterait la chirurgie, la nymphoplastie. Un acte non invasif. Un gel est appliqué sur la zone à traiter préalablement rasée. L'applicateur est passé pendant sept minutes sur chaque lèvre. L'effet est une sensation de chaleur indolore. En stimulant la production de collagène et d'élastine, les tissus se rétractent et se raffermissent. Les résultats apparaissent dès la première séance. Quatre à cinq séances sont recommandées à une semaine d'intervalle. Au bout de trois mois, l'effet maximal est atteint et la patiente peut retrouver sa confiance. Ne dit-on pas qu'il existe autant de vulves que de femmes ?

Je ne crains plus la pénétration

Les scientifiques évoquent le syndrome génito-urinaire de la ménopause. Au cabinet, les patientes ont besoin de temps pour aborder le sujet. La consultation peut commencer sur une question de relâchement cutané avant de se focaliser sur d'autres signes cliniques, allant de brûlures pendant les rapports à une légère forme d'incontinence urinaire, frein évident à une sexualité inspirante.

La technologie, radiofréquence et ultrasons, est la même que pour l'intervention sur les lèvres de la vulve. À ceci près que l'appareil est équipé d'une sonde endo-vaginale à usage unique, capable, en un mouvement de va-et-vient dans le vagin pendant dix minutes, de traiter l'ensemble de la muqueuse, de la sous-muqueuse et de la région vaginale. Pour la patiente, la seule sensation est celle d'une chaleur variable selon les sensibilités. L'effet thermique vasodilate les vaisseaux sanguins, entraînant une augmentation de production de pro-collagène et de collagène, et la diminution de sa dégradation liée à la trophicité renforcée des fibres fibroblastes (cellules présentes dans le derme, responsables de la formation et du maintien de la structure dermique). La muqueuse peut ainsi devenir plus épaisse, plus lubrifiée, les injections d'acide hyaluronique peuvent se faire au niveau du point G. C'est un tissu érectile situé à l'intérieur du vagin, sur la paroi antérieure, légèrement rugueux. L'indication est un trouble du plaisir sexuel avec insuffisance de plaisir vaginal.

Et la masturbation ?

La sexualité des femmes est une pratique indépendante et liée à celle des hommes. Elle n'a pas un seul *modus operandi*, mais une multitude, comme il y a un riche vocabulaire pour décrire le plaisir et une infinité de regards à portée de vue. La variété et la singularité sont au cœur du processus sexuel activé par les femmes, chacune à leur façon.

Une patiente décrivait son goût occasionnel pour la pornographie en ligne, qu'elle visionnait parfois en cachette de son mari, sorte de souvenir contemporain de ses apprentissages, quand elle se frottait à l'érotisme de sa jeunesse. Son inquiétude s'accentua au moment où ce rituel épisodique ne lui procurait plus aucun effet, ni l'excitation de la transgression ni celle de la découverte d'archétypes caricaturaux dialoguant avec ses imaginations. Elle liait cette baisse de la libido au sentiment de ne plus se trouver très jolie, de se sentir peu désirable. Allez savoir comment ce mélange entre images X et image de soi avait pu se faire, il n'empêche que, après l'avoir stimulée, il la mettait mal à l'aise.

Outre une réjuvenation classique, un traitement à base d'acide hyaluronique pour repulper en douceur le visage qu'elle était venue chercher, la patiente attendait une aide concrète sur ces problématiques de désir et de masturbation. La littérature allait peut-être l'aider à trouver de nouvelles excitations, car parvenir à une forte excitation prend un autre sens lorsqu'on a 50 ans. Et la temporalité de la lecture se prête mieux à une reprise en douceur avec ses fantasmes et la masturbation. Les œuvres de D.H. Lawrence, Sade, Pierre Louÿs, malgré leur âge, ne sont pas devenues des classiques pour rien. Les bénéfices ? Une libido réveillée.

Gong ! Debout !

Bouger son corps fait bouger sa tête. Nietzsche et Montaigne avaient déjà signalé à l'attention des hommes l'importance de rester en mouvement et de maintenir les équilibres des idées et du corps pour les mettre en œuvre. Aujourd'hui, le maintien de son unité corporelle passe par de nouvelles thérapies en rupture avec les codes dominants. Ce sont des techniques qui travaillent le corps comme un tout, en essayant d'optimiser les flux d'énergie. Parmi celles-ci, le bain de sons semble être l'une des plus prometteuses.

Avec un petit manche en bois cogné sur un bol tibétain fait d'un alliage de sept métaux, positionné au niveau du bas-ventre de la patiente, le thérapeute déclenche une onde vibratoire se propageant dans tout le corps. La vibration acoustique réalise ainsi une sorte de massage interne. Ce sont des ondes assimilables à l'onde de plaisir provoqué par l'orgasme. Comme pour l'excitation, le rythme cardiaque s'accélère, la dopamine augmente, ce qui déclenche une sensation d'excitation. Enfin, les fibres nerveuses envoient des impulsions vers la moelle épinière et provoquent un état proche du climax.

Je veux être une licorne

La tenture de la Dame à la licorne, chef-d'œuvre des débuts de la Renaissance française, forme une allégorie utile pour illustrer l'importance des sens (l'ouïe, le toucher, la vue, l'odeur et le goût) dans la perception que l'on a de soi-même et de ses potentialités. Ces images sont d'autant plus pertinentes si l'on s'intéresse au sens de la devise de la sixième tapisserie, celle qui synthétise la parabole de ces sens au service de « Mon seul désir ».

La vue est représentée par la licorne qui se regarde dans le miroir de la Dame. Le miroir est le révélateur. Lorsque la patiente venue pour un bilan voit son reflet après une intervention sur ses lèvres, qui s'affinaient, notamment la lèvre supérieure, donnant un air sévère malgré soi, elle sourit à son image, restaurée. L'injection d'acide hyaluronique souple, moyennement réticulé, a joué son rôle de réhydratation sans gonflement. Et les micro-injections aux commissures ont bien redéployé le volume, sans effet artificiel.

La capacité des hommes à éprouver leurs sens est inexplorée à ce jour. Ce domaine est une terre vierge.

Certains, avec la synesthésie, réussissent à éveiller plusieurs de leurs sens en un seul stimulus, et vivre un orgasme en couleur ! Mais des approches simples pourraient nous guider sur la manière de procéder, afin de nous faire aider de nos sens, pour expérimenter notre lien au parfum, par exemple, ou comprendre la raison fondamentale, instinctive, qui nous pousse à humer une odeur ? Ne craignons pas d'être vulnérables, puisque nous le sommes de toute façon, mettons-nous à nu, l'émotion à portée de sens.

Pour dynamiser la sexualité, tester son ancrage olfactif est un début intéressant. Aux États-Unis, des *smell-dating parties* existent déjà. Un tee-shirt imprégné de votre odeur sert à décider quelqu'un à vous rencontrer ou non, au-delà de l'apparence physique. Même si nous ne sommes pas des fleurs à butiner pour assurer la survie de l'espèce, quel chemin emprunte l'odorat pour se lier sexuellement ? Une étude allemande démontre que les spermatozoïdes porteurs du récepteur OR1D2, présent également sur l'épithélium olfactif, orientent leurs mouvements en fonction de leur environnement chimique (par chimiotaxie). Une compétence indispensable pour leur voyage dans le système reproducteur féminin en direction de l'ovocyte. Curieusement, on s'est rendu compte que le bourgeonnal, l'un des composants chimiques du muguet, activait ce récepteur.

Au-delà de cette découverte aux odeurs printanières, les récepteurs olfactifs sont aussi présents dans presque chaque cellule du corps. Qui n'a pas expérimenté la célèbre madeleine de Proust, les odeurs et les saveurs à souvenirs, célèbre justement par la justesse de l'observation. Il est puissant le lien des émotions nées des odeurs senties par la voie rétronasale. De son côté, la neuroscience nous apprend que, à l'instinct, les odeurs excitant nos sens sont immédiatement repérées.

L'expérience se tente avec des matières premières, santal, musc, vanille, rose, tubéreuse, iris, poivre, cumin, jasmin, oud, patchouli, ylang ylang, olibanum, fève tonka, à humer pour le plaisir. Et des techniques d'imagerie pour observer les régions du cerveau et du corps stimulées, comme les ermites sont stimulés par leurs exercices de méditation. On parle alors d'un état modifié de conscience, peut-être celui de la licorne de la Renaissance, pouvant conduire à une reconnexion avec la sexualité.

Les gestes vertueux

Désir à caresser

Le désir est une attention avant tout. Lorsqu'il fait défaut, rien n'est perdu, celui-ci reste tapi au creux de la mémoire, ne demandant qu'à être réveillé. Par les bons gestes, qui réaffirment la présence en douceur du corps, cuisses, visage, hanches, cou, oreille ou ventre, chaque zone est potentiellement érogène. Plutôt que de se focaliser sur le sexe, que ce soit le sien ou celui de son partenaire, chaque centimètre carré de vos peaux réclame des caresses. Ce sont des portes d'entrée. À la clé, des effets anti-anxiolytiques, antalgiques et antihypertenseurs et une remise en tension progressive du désir.

Non à la panne sèche !

Le sexe féminin a ses humeurs. À partir de 50 ans, le terrain se fait plus aride, les glandes de Bartholin sécrétant moins de cyprine, fluide corporel qui facilite la pénétration et alcalinise le vagin pour accueillir dignement les spermatozoïdes !

- Pour favoriser le glisser-va-et-vient et réduire les frottements, des ultrasons focalisés, associés à la radiofréquence, permettent, via un rayonnement à 360° émis sur les parois du vagin, de régénérer le collagène et l'élastine de la muqueuse pour une meilleure lubrification.
- Goutte à goutte, on peut aussi réactiver l'activité avec des gélules d'huile de bourrache en complément alimentaire ou localement avec un gel d'aloe vera ou d'acide hyaluronique, disponibles en pharmacie sans ordonnance.

Autosatisfaction

À 50 ans, la masturbation garde une place de taille dans la sexualité, que ce soit en solo ou en couple. Trois fois par semaine, elle réduirait de 50 % les risques cardio-vasculaires. Chez les hommes, elle réduirait de 33 % les risques de cancer de la prostate.

Les bénéfices du plaisir

L'orgasme n'est pas forcément le Graal mais il favorise une bonne santé générale, en augmentant la production d'ocytocine, l'hormone du plaisir qui agit sur la diminution du stress mais aussi sur la mélatonine, l'hormone du sommeil. Une étude menée par la clinique Mayo a démontré qu'un meilleur sommeil après l'amour a des vertus anti-inflammatoires sur l'organisme et donc des vertus anti-âge.

Surveillance du gras

Chez l'homme et la femme, l'excès de tour de taille perturbe l'afflux sanguin vers les zones génitales. Ce type de graisse, présente sous les muscles abdominaux, réagit seulement aux régimes qui peuvent faire descendre le taux de leptine, l'hormone impliquée dans la répartition des réserves de graisse. À la condition de troquer les graisses saturées au profit des viandes maigres, du poisson et des légumes à effet détox (poireau, artichaut, branches de céleri). Le Pilates et l'elliptique aident à raffermir la sangle abdominale. Après, il convient de détecter un terrain favorable au stress nitrosatif (stress oxydatif qui bloque tout le métabolisme), de le prendre en charge par des règles d'hygiène de vie et des compléments alimentaires, et d'envisager une ou deux séances de cryolipolyse. En fragilisant les membranes cellulaires des adipocytes, le froid permet une libération des lipides qui sont progressivement éliminés par le corps en deux, trois mois. Cette apoptose (mort cellulaire) des adipocytes entraîne 25 à 30 % de diminution de volume dans la zone traitée.

Manger

Le bonheur est dans le plat ! Comme le souligne le psychiatre et sexologue Willie Pasini[1], on ne mange pas de la même manière avant et après un rapport sexuel. Un repas équilibré avec au menu un mets désirable produit de la dopamine, l'hormone qui alimente le *circuit de la motivation*. La dopamine pousse alors à agir, à oser, à relever des défis. L'ocytocine est aussi impliquée, induisant une forme de satiété qui joue sur la perception de la douleur (comme pour l'accouchement). Ce qui explique pourquoi certains jeux sexuels, du domaine de la domination, peuvent se pratiquer en toute liberté et sans perception de la douleur.

1. Il a contribué à l'élaboration du rapport sur la santé sexuelle de l'OMS, en 1975.

Sentir

L'exposition au parfum du chocolat induit des modifications cérébrales avec une réduction significative d'activité thêta, propice à un état d'intense relaxation. D'où sa réputation d'aphrodisiaque, pas totalement usurpée si l'on suppose qu'il nous mène plus par le bout du nez que par le bout de la langue ! Les plus grands « nez » miment l'odeur de la peau à l'aide d'accords spécifiques. Parmi les ingrédients, le cumin, son odeur chaude, aromatique, anisée et animale, évoque pour certains une *douce* transpiration. En consommer quelques graines stimulerait l'odeur corporelle, lui offrant un fumet érotique.

« Ne te lave pas, chérie, j'arrive », aurait écrit Napoléon Bonaparte à Joséphine, son épouse, quinze jours avant son retour. Une hygiène maniaque efface toute trace de phéromones, sécrétées par les glandes sudoripares des aisselles et des organes sexuels, qui stimulent la libido de son partenaire. Une toilette par jour suffit, et il faut fuir les douches vaginales qui ne respectent pas la flore intime. Ne jamais vaporiser de parfum ou de déodorant sur son pubis ! Se laver, oui, mais ne pas décaper son sex-appeal !

S'entraîner

Les exercices sexuels ne sont pas l'apanage du Kamasutra. Arnold Henry Kegel, un gynécologue américain connu pour avoir inventé un instrument de mesure des contractions volontaires des muscles du plancher pelvien, a imaginé toute une série d'exercices toujours utilisés par les sexologues. L'un des plus intéressants pour muscler son périnée, et favoriser le retour veineux qui limite les jambes gonflées, est le demi-pont :

– Sur le dos, inspirez par le nez puis, en expirant par la bouche, contractez lentement le périnée, serrez les fesses pour faire basculer le bassin vers le haut et levez les fesses pendant 10 secondes. En appui sur les omoplates et sur les pieds, inspirez par le nez puis redescendez doucement en déroulant la colonne. Déposez chaque vertèbre l'une après l'autre. Relâchez vos muscles, détendez-vous durant 30 secondes. Et répétez l'exercice dix fois de suite.

Bomber le torse

Préliminaire, pénétration, jouissance, existe-t-il un scénario sexuel idéal ? Que vaut vraiment ce schéma ? Pour l'instant, le clitoris est intimement lié à l'orgasme vaginal. Mieux, la stimulation des seins exciterait exactement la même partie du cerveau, connue sous le nom de cortex sensoriel génital, que celle connectée au clitoris. Autrement dit, le cerveau traite ces stimuli de la même manière.

En prenant soin de soi, de son décolleté, en le *défroissant* avec des cocktails de peptides, des injections *skin booster* d'acide hyaluronique ou en pulvérisant, avec beaucoup de précaution, les taches avec certains lasers spécifiques, on peut se réapproprier ou même redécouvrir le potentiel érotique des seins. Utiliser quotidiennement des huiles tonifiantes comme celles à base de romarin, de menthe et de sauge offre aussi une action raffermissante par le biais de l'automassage.

Jouer la carte yoga

Venu d'Inde, le yoga kundalini bénéficie d'un incroyable engouement auprès des femmes. Son principe ? Agir sur les systèmes nerveux, endocrinien et immunitaire du corps, via des postures (*kriyas*) et des chants, qui stimulent l'énergie sensuelle et créatrice située au niveau du sacrum. Accessible à toutes, cette discipline, comme d'autres formes de yoga, permet de renouer avec son corps et de libérer un cocktail chimique propice au renforcement des défenses immunitaires : dopamine, adrénaline, endorphines.

CHAPITRE 5

LA PEAU

Ce que je peux améliorer

La problématique

L'image a tétanisé le monde. La flèche de Notre-Dame de Paris s'effondre sous l'assaut des flammes et crève le cœur des Français dans un nuage de fumée gris, ocre et rouge. Après l'émoi, la tristesse, toutes sortes de questions se pressent : D'où est parti l'incendie ? Faut-il restaurer, rebâtir ? Comment ? Quelques semaines plus tard l'ambiance est alourdie par une nouvelle interrogation, liée à la révélation de la présence de poussières de plomb particulièrement nocives pour l'organisme. Des relevés effectués aux alentours de la cathédrale pointent des concentrations extrêmes, jusqu'à 700 fois supérieures à la limite autorisée.

De même que le nuage radioactif de Tchernobyl ne s'est pas arrêté magiquement aux frontières, les retombées chargées de plomb ne se sont pas limitées au périmètre de l'île de la Cité. Les 300 tonnes de plomb en fusion ont laissé des traces un peu partout, contaminant même l'eau des égouts. Mais le plus dramatique, avec le recul, est de comprendre qu'une alerte à la pollution aux métaux lourds, comme celle de Notre-Dame, comme celle de l'incendie de l'usine Lubrizol, à Rouen, dans un autre registre de polluants, peut arriver partout, dans les villes, les campagnes, au bord de la mer. Et tous nos vœux pour sauver la planète n'y changent pas grand-chose, même si les consciences prennent progressivement acte de l'urgence.

Le changement climatique et les gaz à effet de serre (GES) impliquent l'émission de composantes qui vont rester des centaines d'années dans l'atmosphère et avoir un impact majeur sur la santé. Ce sont les nanoparticules, les PM 10, PM 2,5, et celles, ultrafines, inférieures à 0,1, un diamètre inférieur à celui des pores, qui ont accès, sans aucun filtre, au cerveau et au cœur. Ce sont les hydrocarbures aromatiques polycycliques (HAP), issus de la combustion incomplète du bois. Un feu de bois n'émet pas que de la chaleur, il produit aussi des métaux lourds. Si la pollution n'a pas de visage, elle se lit sur tous les visages.

Mais l'impact des polluants sur la planète est de plus en plus reconnu et identifié. En revanche, les conséquences sur le circuit hormonal, particulièrement vulnérable à certains âges de la vie, comme l'adolescence ou la ménopause, restent méconnus du grand public. « Les hydrocarbures se comportent comme des inducteurs hormonaux, on a montré leurs effets sur la production de sérotonine et de dopamine qui diminuent et donc modifient nos comportements », indique le docteur Claude Dalle, secrétaire de l'International Hormone

Society. Les hydrocarbures agissent comme des hormones induisant des réactions en chaîne, aux effets mutagènes. La conséquence directe, un dérèglement fonctionnel. Et la peau n'échappe pas à ce phénomène. Le microbiome, composé de quelques milliards de micro-organismes, hébergés en bonne intelligence, vit en symbiose parfaite avec le reste de notre organisme, tant qu'il n'est pas agressé par les polluants. C'est un écosystème rare parce que unique, chaque individu a le sien, mais il est, comme le reste de notre corps, grandement dénaturé par un mode de vie toxique.

Les symptômes

La pollution atmosphérique tue 8,8 millions de personnes par an dans le monde, selon les chiffres de la Banque mondiale et de la revue *European Heart Journal*. Elle est devenue l'un des principaux facteurs de décès. Les lieux les plus exposés sont les métropoles, toutes les grandes villes, mais pas seulement. Personne n'est à l'abri de la pollution. 92 % de la population mondiale vit au-dessus des seuils signalés par l'Organisation mondiale de la santé (OMS). Leur recommandation est de ne pas dépasser 21 mg/m^3, alors que, en France, le seuil toléré est jusqu'à 125 mg/m^3 par jour. Cette pollution visible et invisible n'est pas le seul facteur. Alcool, tabac, manque de sommeil sont autant de stress oxydatifs qui ne font pas de cadeau à la peau, amoindrissant ses défenses au quotidien. D'où l'intérêt d'élargir le périmètre thérapeutique pour améliorer la santé en général et la santé cutanée en particulier. La santé de la peau ne se réduit pas à des soins anti-âge, terminologie obsolète aujourd'hui. Il vaut mieux parler de prévention, d'intention, d'attention à soi. Il s'agit de vivre avec le temps qui passe, en aidant la peau à s'autoguérir, à se régénérer.

La peau sous l'influence de la pollution

Le soleil n'est plus officiellement le principal ennemi de la peau. Il suffit d'observer les traces des pollutions urbaines sur les bâtiments des villes pour s'en convaincre. Si les pierres noircissent, comment ne pas imaginer les conséquences sur la peau d'une virée à vélo sur les pistes cyclables d'une métropole ? Il y a quelques années, on s'imaginait qu'un nettoyage de la peau en profondeur suffisait à gommer les méfaits de la pollution. La recherche fondamentale a prouvé l'inverse, car la pollution a des conséquences inflammatoires en cascade et impacte l'équilibre physiologique tout entier. Chaque époque apporte son lot de découvertes.

Dans les années 1980, la pollution se décrivait avec des métaux lourds, de l'antimoine, présents dans les sols, et des pluies acides. Il y avait le trou dans la couche d'ozone, ce précieux gaz incolore capable de filtrer les rayons ultraviolets. Aujourd'hui, d'autres polluants, tout aussi inquiétants, ont été identifiés, le mauvais ozone, situé dans la stratosphère, entre le sol et 10 kilomètres d'altitude, créé par des réactions chimiques d'oxyde d'azote (NOx) et de composés organiques volatils (COV). La pollution se conjugue au pluriel, avec la pollution thermique liée au réchauffement climatique, la pollution électromagnétique, due à notre exposition excessive aux champs électromagnétiques, la pollution organique, la pollution radioactive, celle émise par la lumière bleue.

Autant d'ennemis qui malmènent nos épidermes. Tous agissent en synergie et produisent un stress oxydatif, une peroxydation des lipides. Ils épuisent le réservoir d'antioxydants naturels de la peau, comme la vitamine C ou la vitamine E. Une plongée au cœur de l'organe à la plus large surface que nous ayons, élaborée grâce aux derniers instruments scientifiques, l'a démontré. Les défenses affaiblies, trop agressée, la peau devient très vite sensible, et déploie des réactions inflammatoires, qui accélèrent l'arrivée des rides, augmentent l'apparition des taches, dégradent le collagène dermique et favorisent l'acné des femmes de plus de 40 ans, pour ne citer que les symptômes les plus courants.

Quand le microbiome s'affole

Détecter, à la bactérie près, ce qui nous fera vieillir, telle est la promesse des dernières recherches sur le microbiome. L'aire de vie où s'épanouissent des milliards d'espèces microbiennes installées sur notre peau, mais aussi dans notre nez, dans notre bouche, dans nos poumons et nos intestins, à savoir à la surface de tous les organes en contact direct avec l'extérieur, a une influence sur notre vieillissement. Ce que l'on sent, respire, inspire et mange joue un rôle important.

Ce n'est pas une tendance, c'est une révolution de la cosmétologie. Cette biodiversité représente plus de bactéries que d'étoiles dans notre galaxie. En Chine, sous l'emprise des principes taoïstes, bouddhiques et confucianistes, les trois mouvements de pensée fondamentaux chinois, on croyait le corps lié à l'univers. À l'instar des anciens savants explorateurs de la planète (Aristote, Copernic, Galilée), la science explore à son tour le corps comme un système en autonomie. Que met-elle en évidence ? Que le microbiome cutané participe à l'immunité.

« Nous ne sommes qu'une colonie de bactéries en marche », indique Jeroen Raes du Leuven Center for Microbiology, dans une étude reprise par le département de Recherche & Innovation de L'Oréal. Ce centre d'innovation avait mis en évidence une signature de la peau liée à nos origines génétiques et à un contexte, ce que nous vivons, mangeons, la pollution, notre exposition au stress, etc. « Une couche active qui vit en bonne intelligence avec le corps tout au long de sa vie », indique Luc Aguilar, Research Domain Director R&I L'Oréal. En résumé, l'ensemble de ces micro-organismes, bactéries, champignons, virus vivent soit en collaboration, soit en compétition. En cas de pathologies, c'est un écosystème sur lequel il est possible d'intervenir en agissant directement sur la peau et sur nos habitudes de vie. Demain, lorsque le microbiome manifestera un déséquilibre, une éruption cutanée par exemple, il permettra d'anticiper un dysfonctionnement plus grave, voire d'y remédier.

Voyage au bout de la nuit

Après une nuit d'insomnie, la fatigue pèse sur les traits. Le miroir renvoie une image moins séduisante, moins « fraîche ». Avant la cinquantaine, une sieste suffisait pour récupérer d'une soirée entre amis ou des heures nocturnes passées à visionner des films. Passé la cinquantaine, les sorties sont peut-être moins fréquentes, et les enfants n'ont souvent plus l'âge de vous réveiller en pleine nuit, mais d'autres perturbations arrivent, qu'il faut assumer, avec plus ou moins de bonheur.

La ménopause, les hormones qui jouent au yoyo, la crainte de ne plus être employable, la peur du vieillissement sont autant de facteurs qui perturbent le sommeil. Et le stress l'empêche de jouer son rôle réparateur. Elles sont nombreuses les femmes sujettes aux insomnies, souvent décrites, durant la consultation, comme une émotion : « Je me sens épuisée, laminée, différente. »

Que se passe-t-il lorsqu'on ne dort pas assez ? D'après Ladan Mostaghimi, de l'École de médecine du Wisconsin, aux États-Unis, « il y a un effet important sur la santé et sur la récupération, du manque de sommeil quotidien sur chaque organe, y compris l'épiderme ». La nuit, la température de la peau, son pH, sa perméabilité, et la perte en eau trans-épidermique diffèrent en fonction de la qualité du sommeil. Lorsque vous dormez bien, la récupération de toutes vos fonctions est optimale. *A contrario*, ne pas dormir aggrave le relâchement de la peau, la perte en élasticité, les problèmes pigmentaires anarchiques et les cernes, qui se marquent définitivement au fil des nuits sans sommeil. Ce mal touche aujourd'hui 20 % des Françaises.

Tabac et alcool, l'héritage encombrant

Ma mère était fumeuse. Adolescente, je me souviens avoir passé un pacte avec elle : je ne fumerais pas si elle arrêtait. Nous avons tenu toutes deux nos promesses. La cigarette, avant les années 1990, était la touche glamour, une tendance, comme la célébration de la vitesse. Au journal télévisé, le présentateur éteignait en direct ses cigarettes et on trinquait dans les émissions littéraires. Ce passé, stupéfiant aujourd'hui, semble bien loin.

Pourtant, au cabinet, beaucoup de femmes de 50 ans, alertées sur les dangers de ces produits, en sont toujours dépendantes. Dans son ouvrage *Choisissez votre destin génétique*[1], le professeur Gilbert Deray a fait la liste des principaux polluants de la cigarette (acétone, ammoniaque, arsenic, benzène, méthanol), aux noms de produits ménagers, incluant la nicotine et le goudron, pour les plus célèbres d'entre eux. Outre une toxicité avérée par

1. Fayard, 2018.

de nombreuses études, le tabac imprime sa marque. Le teint vire au grisâtre, les gencives se colorent en rouge sombre, les cheveux tombent, les rides se creusent, les pores deviennent plus visibles. Mes patientes fumeuses ont l'air plus fatigué, leur peau est plus sèche, marquée parfois de petits boutons.

L'alcool n'est pas meilleur pour la santé. Euphorisant, il atténue la pression, après une journée de travail, ou devient une habitude mondaine, mais le prix de l'accoutumance reste élevé, comme pour le tabac. Est-il une addiction qui épargne les femmes ? Il suffit de regarder les séries, *The Good Wife* et *Desperate Housewives*, pour comprendre que l'alcool est bien devenu une affaire de femmes aussi. Entre copines, mes patientes décompressent autour d'un chardonnay. À la maison, elles quittent leurs talons pour se servir un verre. Mais, à plus de deux verres par jour, la peau trinque, et certainement pas à la beauté. L'abus d'alcool déprime l'épiderme en plus du système immunitaire. Il peut provoquer des *flush*, l'apparition d'acné rosacée, d'urticaire.

Les thérapeutiques

Qu'elles soient soumises à un mode de vie pernicieux pour la santé, au manque de sommeil ou à certaines addictions, les femmes ont une expression qui revient souvent pour évoquer leur inquiétude : « Docteur, j'ai une sale tête. »

Qu'est-ce que cela veut dire en réalité ? Impossible de le savoir sans s'assurer de leur histoire. Avant de proposer des soins, je les écoute, sans les juger, pour comprendre leur mode de vie, et ce qui dysfonctionne. L'anamnèse de la médecine de la beauté consiste à détecter les éléments dominants du contexte des patientes (patrimoine génétique, alimentation, sommeil, travail, pratique sportive, etc.), pour cerner les influences les plus néfastes pour leur santé. Je propose ensuite une sorte de scanner cutané. Un appareil pas plus gros qu'une souris d'ordinateur, d'une haute technicité. Par spectrophotométrie, il mesure les réserves tissulaires en oligo-éléments, minéraux, mais également les métaux lourds. Ainsi cartographiés, les carences cellulaires comme les intrus en surdosage donnent une idée précise des soins à proposer. Ces informations sont nécessaires à l'établissement d'un protocole thérapeutique global.

Une patiente en surpoids présentait un syndrome métabolique explosif à la cartographie. Il lui était impossible de maigrir, malgré de nombreuses tentatives. Son bilan pointait une surcharge en antimoine, un métal lourd classé par le Centre international de recherche sur le cancer (CIRC) comme agent potentiellement cancéreux pour l'homme. Lors du réchauffement de ses repas au micro-ondes, les barquettes en plastique (de la catégorie PET 1 ou polytéréphtalate d'éthylène 1, un classement des plastiques alimentaires mis au point en 1988 par l'industrie de la plasturgie), transféraient aux aliments du trioxyde d'antimoine. Et l'antimoine bloquait son métabolisme, l'empêchant de maigrir.

Je sauve ma peau

Établir les mesures tissulaires avec un scanner est un précieux indicateur pour mieux cibler les soins. En dépistant les manques et les surcharges, en métaux lourds par exemple, j'obtiens une cartographie détaillée des capacités de défense de la patiente, des facteurs qui ralentissent sa régénération cellulaire ou prédisposent ses organes à des pathologies. Un jour, une patiente, intriguée par un taux élevé en métaux lourds (mercure, plomb, antimoine) et une carence en minéraux (principalement du magnésium et du calcium) protesta : « C'est impossible, depuis trois mois je n'utilise ni voiture ni transport en commun, je me déplace uniquement à vélo, pas moins de dix kilomètres par jour ! »

Or, si l'interdiction de l'essence au plomb a effectivement changé la qualité de l'air, les métaux lourds ne se sont pas évanouis pour autant des sols. Ce qui a eu pour conséquence, entre autres, d'abandonner certains projets de permaculture, à Paris notamment. La voie respiratoire étant le principal mode d'introduction de ces polluants dans l'organisme, ma patiente s'était exposée à ces agressions en roulant pour la planète et sa santé. Je lui conseillai de poursuivre, le vélo était pour elle un formidable moyen de décompression, tout en tenant compte de ce contexte, qu'il était possible de contrer.

En premier lieu, je lui proposai la supplémentation en antioxydants (vitamine C liposomale et vitamine E) qui assurerait un boost antiradicalaire. Pour dégriser sa mine, j'avais à disposition une machine, pratiquant une sorte de mésothérapie sans aiguille, développée à partir de la technologie du plasma et des ultrasons. Quatrième état de la matière, obtenu par ionisation des états gazeux, le plasma fait actuellement l'objet de nombreuses études médicales dans le domaine de la stérilisation des plaies, de la régénérescence des tissus ou encore du traitement de cellules cancéreuses. Le plasma généré par la machine ouvre les liaisons ioniques des cellules, élimine certains germes et bactéries dont il brise la structure moléculaire. Resserrant les peaux, notamment matures, il équilibre leur potentiel membranaire en déclenchant un effet régénérateur et réjuvénateur. Il va aussi agir sur les pigments mélaniques et stimuler la génération de collagène et de fibroblastes. De plus, en cassant temporairement les molécules d'adhésions cellulaires (CAM), il va drastiquement augmenter par sonoporation les capacités d'absorption cutanée en multipliant l'effet des traitements appliqués.

Je revalorise la nuit

À 50 ans, les nuits ne sont pas toujours tendres, ni les lendemains radieux. « Je suis fatiguée », « tout me fatigue » sont des antiennes souvent entendues en consultation. Une patiente, harassée par une somme de travail subitement démultipliée depuis que son entreprise avait décidé de réduire ses effectifs, n'avait qu'un souhait, « dormir, enfin ! ». De fait, elle accusait des signes de vieillissement, plus visibles qu'à notre dernier échange, un an auparavant. Sa peau avait perdu en élasticité et des cernes lui marquaient le visage, qui se creusait. Pendant des années, me confiait-elle, le sommeil lui avait semblé inutile, contre-productif. C'était une façon de se sentir indispensable dans le monde du travail, en « contrôle », efficace. Il avait fallu la lecture du livre de Léonard Anthony et du Dr Adrian Chaboche, spécialistes de l'hypnose, *Fatigue. Et si on apprenait vraiment à se reposer*[1], pour enfin rêver d'un repos réparateur.

Une injection de quelques gouttes d'acide hyaluronique très fluide dans la zone des cernes, associée à une réjunévation du visage à base de mésothérapie et de quelques séances de LED, permit de redynamiser le regard et de réveiller une peau atone. Au quotidien, je lui suggérai de pratiquer le soir des techniques de respiration profonde, pour l'aider à se libérer de sa journée et à retrouver une forme de sérénité. Il est assez facile de trouver des applications comme *Headspace*, *Happy Relax* ou *Calm*, pour se faire accompagner. Comme un métronome donne le tempo à un pianiste, à la façon d'un coach numérique, elles aident à faire des exercices de cohérence cardiaque, durant quelques minutes. C'est une aide à l'endormissement efficace.

En parvenant progressivement à retrouver le sommeil, ma patiente allait à nouveau sécréter l'hormone de croissance, la somatotrophine, qui participe à l'anabolisme, soit à la réparation des cellules, des tissus et des

1. Flammarion, 2018.

organes. Sa peau retrouverait plus d'élasticité tandis que son mental, sous l'effet de la production de cortisol et d'adrénaline, renforcerait dans la journée sa résistance au stress.

J'apprivoise mes bactéries

Notre peau nous semble si ordinaire qu'on en oublierait presque qu'elle est notre carte d'identité, un passeport unique pour avancer en bonne santé tout au long de la vie. Il y a tant à découvrir à ce sujet. L'industrie de la cosmétique le sait et s'est d'ores et déjà attelée à la tâche. Mais elle devra être bien plus bienveillante avec nos dermes, qui sont les reflets de nos vies et nos protecteurs, à l'instar du *vernix caseosa* des nouveau-nés.

L'équilibre résilient, extrêmement mobile de notre microbiome cutané (bactéries, champignons, virus, etc.), en recomposition permanente, est fragile, déséquilibré par de multiples facteurs. Il connaît une évolution en trois grandes étapes, liées aux changements hormonaux, la naissance, la puberté et la ménopause. Sa connaissance a bénéficié des études sur le microbiome intestinal (plus abondant). Pour nous, médecins de la beauté, ce savoir a été une formidable opportunité. Bien qu'il soit en cours de stabilisation, il y a encore des points en suspens, de nombreuses recherches sont en cours, ces découvertes m'ont mise sur la voie de thérapeutiques efficaces.

Intuitivement, j'étais déjà prudente face aux décapages intempestifs de la peau, notamment sous forme de peelings abrasifs. Dernièrement, une patiente m'en a fait la demande. Plutôt que de décimer son écosystème en détruisant une partie de sa barrière cutanée (la première ligne de défense), je lui ai proposé des séances de radiofréquence, pour relancer en profondeur la synthèse du collagène. Un jour, apparaîtront sûrement des tests diagnostiques pour évaluer les déséquilibres du microbiome. On apportera (comme c'est déjà le cas pour l'intestin) des prébiotiques et des probiotiques directement à même la peau. En attendant, mon devoir est de proposer les soins les plus respectueux possibles du pH (entre 4 et 7).

J'opte pour la modération

Notre cerveau aussi a besoin de souffler et de faire des pauses. C'est peut-être là que réside le succès de la pause cigarette ou de tout ce qui coupe la routine, du travail ou autre. Le tabac et l'alcool détendent, mais sont nocifs pour la santé. Quand la décompression est conditionnée à l'ingestion de substances toxiques, au lieu de privilégier les hormones naturelles (dopamine, endorphines, ocytocine, sérotonine), le prix à payer pour se détendre devient trop élevé. Le temps est venu d'essayer d'autres pratiques moins iatrogènes.

Dans ce domaine, chacun a sa recette, un thé vert, un instant de silence pour soi-même, le refuge d'une pensée positive, le massage d'un compagnon, l'automassage, une micro-séance de yoga. Ces moments ne sont pas uniquement bons pour le moral. Ils fondent le socle d'un ré-apprivoisement de soi, d'une reprise de conscience de son corps en tant qu'espace de bien-être essentiel au bon fonctionnement de son organisme et de son renouvellement cellulaire. Ils constituent un écosystème positif. Et, au-delà des recettes et pratiques médicales d'esthétique, pour que celles-ci puissent exercer leur action dans des conditions optimales, ils sont devenus des compléments indispensables.

À 53 ans, la patiente cumulait les cocktails entre copines, n'avait jamais lâché la cigarette et commençait à perdre ses cheveux. « Pour qui sonne le glam », disait-elle, mi amusée, mi paniquée. Je lui suggérai un sport à la réputation euphorisante et facile à pratiquer, le jogging, pour lui redonner de l'entrain. En courant, même si elle trottinerait au début, elle allait s'oxygéner et sécréter des hormones dites de « récompense », dopamine, endorphine, liées à des sensations physiques intenses. Pour sa peau atone, un photo-rajeunissement utilisant des LED lui apporterait, dès les premières séances, une amélioration de la microcirculation et une meilleure hydratation cellulaire grâce à la libération plus importante d'ATP, par transformation de l'énergie et donc de la synthèse de l'ADN nécessaire à la vie cellulaire.

J'utilisai, pour stimuler le bulbe capillaire, une méthode révolutionnaire. Des injections de peptides, tous les demi-centimètres. Ce sont des molécules d'acides aminés issus du maïs qui ont une action précise en fonction de leurs associations. Le corps les produit naturellement, les laboratoires pharmaceutiques les copient à la perfection afin qu'elles agissent comme un renfort biologique, pour stimuler la croissance. Couplée à la photomodulation, cette technique, quoique un peu douloureuse (mais rapide), a de très bons résultats à moyen terme.

Les gestes vertueux

Utiliser les plantes adaptogènes

Certaines plantes sont dites *adaptogènes*. Elles augmentent la capacité du corps à s'adapter aux différents stress. Dans le cas de la pollution, on les trouve souvent en périphérie des autoroutes, là où elles peuvent apporter une action dépolluante. Il en existe des centaines, chacune ayant des effets sur certaines pathologies (ginseng, rhodiole, schisandra de Chine, éleuthérocoque). Certaines eaux ont cet effet : moringa, lampsane, jacinthe d'eau ou thé blanc ont tous une action antioxydante et entrent dans la composition de certains produits qui revendiquent clairement leur action.

S'offrir un petit bouclier

Pour limiter les facteurs exogènes nuisibles à la clarté du teint, d'autres plantes comme la sarriette citronnée du Vercors empêchent les particules de se fixer sur la peau, alors que des sucres filmogènes forment une sorte de bouclier limitant aussi l'adhérence des polluants. Ces potions magiques existent sous forme de spray, très utiles si vous vous déplacez à vélo par exemple.

Se démaquiller en douceur

La première ligne de défense de la peau, c'est son film hydrolipidique. Sous les assauts des démaquillages *costauds*, il est malmené. Le bon réflexe quotidien, c'est de nettoyer sa peau matin et soir pour la débarrasser des impuretés, avec douceur. On tapote le démaquillant avec la paume en exerçant des mouvements *ventouses* pour décoller et déloger les impuretés, et on rince en terminant avec un pschitt d'eau de rose. La reine des fleurs a une activité comparable à celle de la vitamine C, elle favorise le renouvellement épidermique.

Respirer la santé

En adoptant une alimentation hypotoxique, le travail digestif est allégé et la peau moins sollicitée dans son action détox. Celle-ci fait partie des émonctoires secondaires, les organes chargés d'éliminer les toxines, comme le foie, l'intestin, les poumons. Si la peau est sur-sollicitée dans ses fonctions de détox, elle se déséquilibre. Choisissez des produits issus de l'agriculture bio, des fruits et légumes qui ont gardé leur taux de vitamine C et E, antioxydantes. Et faites le plein d'oméga 3 et 6 (présents dans les petits poissons gras, l'huile de noix, etc.), afin de préserver votre film hydrolipidique protecteur.

Faire écran aux écrans

Notre horloge interne peut se désynchroniser. Pour ne pas perdre le sommeil, évitez les écrans, surtout ceux des portables. Bannissez-les de votre chambre à coucher. Au niveau de l'œil, leur lumière bleue active cent fois plus de récepteurs oculaires que la lumière blanche et provoque un retard de l'horloge circadienne gérant les processus biologiques sur 24 heures. Autre effet délétère, la production de cortisol en excès. Elle stimule la prolifération du sébum, prélude aux pores dilatés.

Pratiquer la division

La division des cellules de la peau est à son apogée entre 23 heures et 1 heure du matin. Se coucher avant minuit au moins trois fois par semaine est la garantie d'une belle peau, préparée à affronter les assauts de la journée. Bon à savoir, le sommeil participe aussi à la régulation de l'insuline, le glucose et les hormones régulant notre appétit. C'est une forme de jeûne rendu possible grâce à la leptine, une hormone satiétogène sécrétée la nuit par les cellules adipeuses.

Regarder le ciel

Notre horloge interne agit directement sur la mélatonine, l'hormone circadienne. Elle augmente en fin de journée et assure un glissement progressif vers le sommeil. Maximale vers 2 heures du matin, elle ne cesse de décroître à l'aube. Pour la stimuler, exposez-vous à la lumière naturelle quinze minutes par jour. Si le soleil est au zénith, vous bénéficierez de plus de 50 000 lux, 10 000 lux si le temps se couvre. C'est la condition *sine qua non* pour trouver un sommeil réparateur.

Éprouver l'émotion positive

Le sommeil est un état émergeant de notre cerveau, il survient rarement si l'on ressasse en boucle ses soucis. Le soir, je conseille de se livrer à un certain lâcher-prise. D'abord penser à des événements agréables de la journée. Et les apprécier en découvrant comment ces pensées se manifestent dans votre corps et accompagnent votre souffle. C'est de la psychologie positive, comme celle du psychiatre Christophe André. Un antidépresseur naturel, aussi efficace que facile à pratiquer, voire *naïf*.

Cultiver son microbiome

Évitez les soins trop décapants qui éliminent les bonnes bactéries, réduisez l'usage des gels antibactériens. Pour vous laver les mains, c'est bien sûr indispensable plusieurs fois par jour, préférez le bon vieux savon, le plus naturel possible. Nourrissez votre peau, en lui apportant des éléments nutritifs (sucres, corps gras, minéraux), présents dans certains cosmétiques et capables de favoriser le développement des bons micro-organismes.

Éradiquer les vaisseaux rouges

Le laser vasculaire agit remarquablement sur les petits vaisseaux rouges de la peau et la couperose, qui surgissent à tout âge et qui ne sont pas forcément les témoins d'une consommation excessive d'alcool. J'utilise un laser Nd-YAG 1064 nanomètre qui cible le rouge du vaisseau et fait disparaître le capillaire comme un effaceur d'encre. C'est ultra efficace, rapide et gratifiant.

CHAPITRE 6

VOYAGE AU BOUT DE L'INTESTIN

La nourriture que je préfère

La problématique

C'est Roland Barthes, philosophe et auteur des *Fragments d'un discours amoureux*[1], livre culte des femmes de ma génération, qui a légitimé l'aliment comme objet d'étude racontant la société. Il a fait du bifteck, des frites, du vin et du fromage une mythologie française, regrettant que les aliments soient culpabilisés ou regardés comme futiles. Barthes s'est toujours situé au croisement des disciplines, je suis certaine qu'il orienterait aujourd'hui sa réflexion sur la nutrition comme facteur essentiel à notre équilibre.

« Dis-moi ce que tu manges et je te dirai qui tu es », suggérait le gastronome Brillat-Savarin. Une formule pleine de bon sens que je reprends à mon compte pour affirmer que, si vous me dites ce que vous mangez, je vous prédirai quelle femme vous serez dans dix ans, vingt ans ou trente ans. La table est un livre ouvert

1. Seuil, 1977.

pourvu que l'on s'y intéresse, indépendamment des questions de gourmandise. D'ailleurs, il est impératif de s'y intéresser, de mieux choisir ce que l'on met dans son assiette. Il y va de sa santé. D'autant plus que les enjeux alimentaires ont bien changé avec les excès de la mondialisation et la prolifération de la malbouffe. La transformation des aliments, sous le coup d'un processus d'industrialisation accéléré, a glissé dans nos plats des nitrites, de l'huile hydrogénée, de l'amidon à gogo, etc., des tas d'ingrédients aux effets délétères sur l'organisme, malgré les « qualités » que les industriels y ont vues.

Alors, face à la multiplication des propositions, des circuits courts soucieux de leur territoire à l'industrie alimentaire et à sa production de masse, comment s'y retrouver, éviter les discours alarmistes, distinguer la détox de l'intox, l'intolérance à certains aliments de l'hypersensibilité, reconnaître ce qui va provoquer l'acidose ? Se poser la question de son corps, cet inconnu à découvrir, revient à interroger son alimentation.

L'esprit ne règne plus seul sur le corps depuis que l'intestin a été reconnu comme notre deuxième cerveau. C'est la thèse brillamment démontrée par les neurosciences ces dernières années, épaulée par le succès international du *Charme discret de l'intestin*[1], de l'Allemande Giulia Enders. Mais un régime alimentaire, pour être efficace, doit être facile à respecter et prendre en

1. Actes Sud, 2015.

compte le système hormonal, l'un des plus importants écosystèmes du corps. Ce dernier a besoin de l'énergie des aliments digérés pour fonctionner, mais surtout d'aliments de qualité, surtout lorsqu'on a atteint la cinquantaine. Notre petite chimie interne a peu changé depuis les chasseurs-cueilleurs, en revanche nos apports extérieurs ont radicalement altéré leur qualité ; le prix de la surproduction.

Les symptômes

Deux millions d'années d'évolution à chercher sa pitance, à stocker les graisses en prévision des famines, à faire de son alimentation l'alpha et l'oméga de la survie et du confort. Finalement, en prenant un peu de recul, cela fait seulement soixante-dix ans que nous sommes du mauvais côté de la balance quant à la qualité de notre alimentation. La société d'abondance a créé un environnement venu parasiter notre alimentation en privilégiant les rendements et non une agriculture raisonnée soucieuse de la santé des consommateurs. Le résultat est bien piteux. Nous bénéficions d'une abondance pauvre, beaucoup de produits à la qualité réduite, des portions congrues. Les tomates sont rouges et calibrées, mais insipides et leurs nutriments quasi absents. Les pommes n'ont gardé que leur nom par rapport aux variétés d'il y a vingt ans. Et sur le plan énergétique, nous sommes perdants.

Les scandales sanitaires se ressemblent, hélas, et racontent la même histoire, celle d'un déséquilibre en chaîne, dont le dernier maillon, nous, supporte toute la tension. Car le danger d'une alimentation dénaturée s'accumule dans les organismes, éprouvant les résistances de chacun, générant, en fonction des seuils de toxicité atteints, diverses pathologies.

Sur la peau, les poussées d'acné adulte sont de plus en plus fréquentes. Des phénomènes de glycation, ou rigidification des fibres de collagène par excès d'insuline dans le sang, apparaissent, l'organisme n'arrivant plus à contrer ces flushs de sucre permanents. Les corps sont malmenés. L'estrone, le mauvais œstrogène, favorise la rétention d'eau et l'augmentation en volume des cellules graisseuses. Débordé par tant d'aliments controversés, l'intestin rend les armes et ne réussit plus à faire barrage, laissant échapper dans les tissus intestinaux et dans le sang des intrus peu recommandables.

Le fabuleux destin de l'intestin

Poreux, irritable, sensible, susceptible et aussi incroyablement agile, l'intestin, aidé de la peau, autre capteur ultra-sensible, est plus que notre deuxième cerveau. Mais, pour mieux le comprendre, il faut se figurer une petite usine insatiablement productive. Imaginer la porte d'entrée et la première machine à mouliner les aliments, aidée de la salive, savant substrat de sang filtré, d'hormones, d'anticorps, d'ADN et d'amylase. La langue accélère le processus et fabrique un mélange homogène propulsé vers l'œsophage. Les sphincters se contractent alors et aident à faire parvenir le bol alimentaire jusqu'à l'estomac, où tout est vigoureusement brassé dans le suc gastrique. Puis intervient la pepsine, une enzyme qui hache menu les protéines en acides aminés et les graisses en acides gras.

Enfin, l'intestin grêle s'occupe de faire passer la paroi intestinale aux nutriments avec les sucs digestifs. Calcium, fer, vitamines et sels biliaires sont embarqués par la circulation sanguine ou lymphatique. Le côlon prend le relais et transforme les résidus en selles aisées à expulser. Tandis que les bactéries jouent leur rôle en dégradant les fibres végétales, celles-ci alimentent la production de vitamines et d'acides gras au rôle anti-inflammatoire. Au bout de ce tunnel, ce qui est inutile est définitivement évacué.

Essentiel à notre santé physique, psychique, émotionnelle, l'intestin peut jouer sa partition sans fausse note grâce à une myriade de bactéries, les quelque 100 000 milliards qui sont présentes dans le tube digestif, plus particulièrement localisées dans le côlon. Un sacré arbre généalogique, si l'on pense à l'*Homo sapiens*, au néandertalien, à toutes les bactéries et les virus passés par là. Oui, les bactéries sont partout, dans la terre, sur et dans les humains. Et ne parlons pas de l'intestin, qui abrite 600 000 gènes, si l'on comptabilise leur génome, très loin des 20 000 gènes de notre propre ADN.

C'est un bestiaire intelligent, avec virus et champignons, cohabitant pour une meilleure santé. Car les bactéries communiquent entre elles et peuvent même agir en bande, en cas de problème. Il est vrai qu'elles en ont vu d'autres, depuis le temps qu'elles sont là (quatre milliards d'années), avant même notre arrivée. Ce sont des alliées fidèles qui éclairent la santé d'un jour particulier. Toutes ont des fonctions à la fois différentes et complémentaires. Elles s'adaptent à la situation, en fabriquant les enzymes *ad hoc*, en fonction de notre alimentation, pour que nous puissions digérer tranquillement. Il y en a même qui s'occupent des déchets de leurs consœurs.

Cet écosystème est un défi posé à la médecine de la beauté, et une formidable opportunité. Il devient possible d'agir à partir de conseils nutritionnels et de thérapies visant à protéger ces bactéries et les super pouvoirs du ventre. N'oublions pas que 90 % de nos gènes sont des gènes de bactérie. Négliger cette information, croire à la seule mauvaise réputation des bactéries, celles qui ne pensent qu'à elles-mêmes (les toxoplasmes, les salmonelles), à leur croissance et peu importe les conséquences pour leur environnement, serait ignorer que plus de 90 % d'entre elles sont inoffensives pour les humains et que nous cohabitons avec elles depuis bien longtemps.

Alimentaire mon cher Watson

« Manger des pommes » était le slogan d'une campagne présidentielle, un instrument de communication né du dessin d'un petit pommier sur la couverture du livre d'un des candidats, qui fut par ailleurs élu. Seulement voilà, les temps changent, et la pomme de 2020 n'a plus les qualités nutritionnelles de celles de 1995.

Brian Halweil, écrivain chercheur à l'institut Wordwatch, aux États-Unis, dans son étude *Still not free lunch*, révélait en 2007 le secret de la calorie vide et précisait qu'une pomme contemporaine contient cent fois moins de vitamine C que son homologue des années 1950. Si cette allégation était discutable, notamment à cause d'une comparaison établie par le chercheur entre deux variétés de pomme, la transparente de Croncels et la golden, et du manque de précision des statistiques des années 1950, cette recherche énonçait néanmoins assez de vérité pour stimuler les curiosités et essayer d'en savoir plus.

D'autant que, en 2004, Donald Davis, chercheur au Centre des sciences de santé de l'université du Texas, avait déjà mis en évidence[1] le fort déclin de la concentration de certains nutriments, comme les vitamines A, B, B1, C, le fer ou le calcium. L'explication était simple. L'agriculture intensive, effectuée sur des sols pollués par les insecticides, avait privilégié les fruits et légumes esthétiquement attrayants aux dépens d'autres variétés, ainsi que des méthodes de culture violentes, où les récoltes étaient effectuées alors qu'elles n'étaient même pas arrivées à maturité.

1. In *Changes in USDA Food Composition Data for 43 Garden Crops, 1950 to 1999.*

Aujourd'hui, la question que le consommateur est en droit de se poser est de savoir combien de fruits et légumes il devra manger par jour pour combler ses besoins en vitamines et nutriments. Faudra-t-il qu'il ingère non pas cinq mais cinquante fruits et légumes par jour pour se nourrir convenablement ? Ou, à l'inverse, se méfier des portions ? En 1957, aux États-Unis, un hamburger affichait 200 kilocalories. Aujourd'hui, le même hamburger pèse 600 kilocalories. Il va falloir être vigilant.

Hyperactif hypothalamus

Nos besoins évoluent, nos dépenses énergétiques ont tendance à diminuer, alors que notre environnement alimentaire, celui d'une société de l'abondance, avec son lot de tentations, nous fragilise. Mais pourquoi sommes-nous devenus si vulnérables à la vue d'un cupcake ? L'hypothalamus, discrètement situé au cœur du cerveau, est considéré comme la tour de contrôle des hormones de notre faim, leptine, insuline, ghréline, contrôlant notre satiété. La ghréline, l'hormone de l'appétit, a été isolée il y a seulement une dizaine d'années par l'équipe de Kosima[1]. À la hausse, son taux nous incite à prêter attention à des signaux extérieurs pour assouvir le creux du moment. Puis, au fur et à mesure de l'avancée de notre repas, la cavité buccale prend

1. In *Nature*, n° 402.

le relais et envoie des stimuli sensoriels aux neurones de l'hypothalamus qui s'éteignent progressivement, jusqu'à arrêt de la consommation.

Or, l'excès d'informations, l'ultra-transformation des aliments, le manque de dépense calorique due à une vie sédentaire semblent activer l'hypothalamus plus que de raison et produire de la ghréline de manière anarchique. Résultat, beaucoup se retrouvent en train de manger sans avoir faim, la ghréline incitant chacun à prêter attention à des signaux que l'estomac devrait ignorer. Un message d'autant plus vrai pour les femmes qui, passé 50 ans, doivent faire face à une surproduction de graisses.

Équilibre et déséquilibre

Nos modes de vie contemporains, urbains, pollués, stressés, tendent à pousser chacun hors de ses limites, créant des comportements excessifs, mettant à mal le plus essentiel des équilibres physiologiques, l'équilibre acido-basique. Parmi les différentes constantes du corps, que l'on appelle l'homéostasie, il y a la mesure du pH, la mesure de l'acidité ou de la basicité, qui est située autour de 7,4, soit légèrement basique. Et pour maintenir ce cap de bonne santé, le corps dispose d'atouts pour contrer les métabolites acides, produits continuellement par notre activité cellulaire, ce sont des défenses faisant naturellement tampons. La respiration en est une. Mais il y a aussi des intrus qui déstabilisent les systèmes tampons. Au premier rang, l'alimentation acidifiante, trop riche en chlore, soufre ou phosphore, que l'on trouve principalement dans les plats industriels ou en consommant trop de viande. En effet, la domestication des animaux a entraîné une teneur en graisses saturées de plus en plus forte. Ainsi, lorsque l'alimentation se fait au détriment des aliments basiques ou neutres, tels les fruits ou les légumes, ou les yaourts, l'acidose métabolique latente dégaine un arsenal de complications, une chute de l'empire des minéraux majeurs et des micronutriments, une inflammation, un épuisement. L'acide attaque votre santé.

Les thérapeutiques

À notre époque, dans le domaine de l'alimentation, il n'y a plus la moindre ambiguïté. Les effets de l'industrialisation de notre production agricole, de nos modes d'élevage des animaux comestibles sont désormais connus. Pas un citoyen n'ignore aujourd'hui le potentiel danger de la transformation à outrance de nos aliments. Mais cette vaste prise de conscience ne signifie pas pour autant que chacun est armé de suffisamment de connaissances et de moyens pour se prémunir contre la malbouffe.

La sécurité alimentaire de nos approvisionnements reste entièrement à construire. C'est une question de santé publique, puisque « la sécurité alimentaire[1] existe

1. Définition adoptée au Sommet mondial de l'alimentation, à Rome, en 1996, réunissant 120 chefs d'État et de gouvernement.

lorsque tous les êtres humains ont, à tout moment, la possibilité physique, sociale et économique, de se procurer une nourriture suffisante, saine et nutritive, leur permettant de satisfaire leurs besoins et préférences alimentaires pour mener une vie saine et active ». Pour ce faire, d'une façon générale, à titre préventif, le premier geste est de commencer à s'intéresser à la traçabilité des ingrédients qui se retrouvent dans nos assiettes, avec une grande rigueur.

Colmater l'effet passoir

« Ressembler à une femme enceinte de six mois », un comble pour cette patiente ménopausée depuis six mois qui se plaignait d'un double menton, en plus de souffrir d'une irritabilité de l'intestin, c'est-à-dire une incompréhension entre ce dernier et le cerveau, directement reliés par le nerf vague. Atteinte d'une fatigue chronique, elle était agitée la nuit de soubresauts qui empêchaient son compagnon de dormir. Après un bilan des taux cellulaires de minéraux et des oligo-éléments, elle fut étonnée de découvrir qu'elle ne disposait d'aucune réserve en magnésium, malgré des prises tous les matins et un taux sanguin de magnésium normal. Le bilan biologique n'avait pas pu identifier une porosité intestinale mise en évidence par la cartographie. Le magnésium du matin était rapidement éliminé dans les urines. L'intestin, pour éviter l'*effet passoire*, était à traiter en priorité.

La patiente avait noté que son ventre ballonnait au-delà du raisonnable, le soir, elle réagissait à la moindre contrariété et au stress que lui procurait son travail. « Ok boomer » se moquait la génération Y, dans une sorte de discrimination générationnelle, pointant une cinquantaine qui lui semblait à tort dépassée par les événements. Cette ambiance professionnelle dégradée affectait son état général. Le stress avait une influence sur la perméabilité de sa barrière intestinale, en agissant sur l'expression des protéines, des jonctions serrées jouant sur la perméabilité de l'intestin. Par intermittence, il avait cessé de jouer son rôle de barrière vis-à-vis des molécules alimentaires ou bactériennes. Et des dysfonctionnements apparaissaient, des allergies, des gaz et des dilatations abdominales impromptues, conséquences de la fuite des minéraux, de leur passage non autorisé.

Avant qu'elle se lance dans un régime alimentaire Fodmap (contre l'intestin irritable), évoqué plus loin, pouvant réduire les ballonnements, je lui préconisai des soins avec la technologie des LED, qui associe des émissions laser, des diodes infrarouges s'immisçant, sans effet thermique direct, jusqu'à 13 centimètres dans les tissus. Les photons agissent au cœur des cellules. Ils stimulent le processus de régénération cellulaire des tissus avec une action anti-inflammatoire remarquable. Un traitement dont j'ai pu éprouver l'efficacité sur la porosité intestinale.

Je fis suivre le traitement d'une nouvelle supplémentation en magnésium marin pour rétablir, dans une certaine mesure, le fonctionnement des glandes surrénales. Peu à peu son sommeil s'améliora et les tensions musculaires et nerveuses s'atténuèrent. Enfin, pour traiter son double menton, un amas graisseux très localisé, j'associai des peptides biomimétiques à l'action lipolytique, une destruction des graisses avec un petit effet tenseur non négligeable, pour rétablir un bel ovale.

Réduire l'inflammation pro-acné

Les poussées d'acné ne sont plus l'apanage des seules adolescentes. Avec la rosacée, elles ternissent le moral de nombreuses patientes après 45 ans. C'est une pathologie assez récente, qui n'existait pas dans les tribus de chasseurs-cueilleurs. Et pour cause, c'est une pathologie née de la modernité. Les excès de sucres à fort index glycémique, les effets des lois de l'épigénétique ont déclenché une hormone (IFG-1), analogue à l'insuline, participant à l'hyperséborée. Aujourd'hui des patientes me consultent pour de l'acné sur les joues, parfois le cou, incriminant sans raison leur graisse, même lorsqu'il y en a peu.

Il faut savoir décrypter les signaux du corps. L'acné n'est pas liée à un surpoids imaginaire, plutôt à une surcharge de sucres accumulés dans l'organisme. Ce sont les *petites douceurs* qui sont fatales. Manger peu n'y change rien. Un régime pauvre en sucre rapide est plus adapté. Il faut aussi savoir que la masse grasse est un organe biologiquement actif à part entière, régulant bon nombre de fonctions dans l'organisme. Tissu dédié au stockage des lipides, il a un rôle isolant. Il protège les organes vitaux et synthétise des hormones et des facteurs protéiques, la leptine par exemple, sécrétée par le tissu adipeux, et qui régule la satiété. La masse grasse régule aussi l'état inflammatoire de l'organisme. Elle est donc importante.

Pour l'acné, j'utilise la technique dite de photobiomodulation ou traitement par la lumière, en utilisant d'abord la bleue. Cette longueur d'onde, entre 400 et 420 nanomètres, a la particularité d'agir sur les molécules de l'acné appelées porphyrines, en libérant les radicaux toxiques. Après les avoir supprimés, je mise sur la lumière rouge pour atteindre les glandes sébacées plus profondes et exercer un effet anti-inflammatoire. On propose aussi dans les cas extrêmes, le Plason, nouvelle technologie venue de Corée agissant comme une mésothérapie sans aiguille qui permet de gorger le derme de composés antibactériens et anti-inflammatoires.

Dans un troisième temps j'utilise la radiofréquence fractionnée, capable, par micro-ablation contrôlée de l'épiderme, voire du derme, d'éradiquer les cicatrices résiduelles.

Attention aux régimes

C'est l'histoire d'une patiente venue consulter avec des douleurs aux genoux et la prise d'une quinzaine de kilos en trois ans. Pour s'en sortir, elle avait tout essayé, le régime hyperprotéiné, le total quinoa, le sans-gluten, le sans-lactose, le sans-sans du moment, mais sans réussir à perdre du poids. Après la perte de trois ou quatre kilos, la reprise était immédiate, et la fameuse phase de stabilisation, une gentille utopie.

J'avançai que la suppression des régimes, qui privent parfois l'organisme de l'essentiel, pourrait bien être la prochaine conquête pour les femmes souhaitant faire la paix avec leur silhouette. Manger de tout, apprendre à choisir ses équilibres alimentaires, selon ses goûts, sa culture, bio si possible, parce que ce mode de production est en passe de devenir le nouveau Graal dès qu'il s'agit de privilégier le microbiote. Du bio ou d'autres standards de l'excellence, comme des techniques de production agricole respectueuses de notre santé et de nos papilles.

Le principe est simple, savoir reconnaître une alimentation revitalisante pour recharger son organisme, à la fois méditerranéenne, végétarienne, paléolithique et cétogène. L'idée est de choisir des aliments variés, tout en augmentant son apport en calcium et en vitamine D, deux nutriments participant à la construction d'un corps nouveau. Car nos os ne sont pas seulement des échafaudages mais une partie dynamique, subissant un processus de remodelage permanent pour se reconstituer. D'un côté, des cellules construisent, les ostéoblastes, tandis que, de l'autre, des cellules, les ostéoclastes, éliminent les tissus osseux vieillissants. C'est de cette façon que l'on peut se remettre des fractures, à la condition que du calcium, le minéral le plus répandu dans les os, soit disponible. C'est pourquoi il faut en consommer suffisamment pour aider l'organisme à consolider les os, avec de la vitamine D, nécessaire à l'absorption du calcium. De plus, d'après les études de la clinique Mayo et celles de l'université Harvard, il a été démontré qu'une supplémentation en vitamine D améliore la performance de la fonction musculaire. Des os solides et des muscles pour avancer, voilà une bonne base.

Faire place au jeûne, mais

Hippocrate le vantait, il y a deux mille quatre cents ans, au même titre que l'exercice physique et les massages, comme étant la première branche de la médecine. Ces dernières années, le jeûne a changé de statut, et est devenu un outil tendance de l'arsenal santé-bien-être mis en avant dans les médias. En tant que médecin, je reste sceptique sur le principe de systématiser le jeûne, surtout si l'on considère le rythme effréné des femmes aujourd'hui, prises entre leur vie professionnelle et leur vie privée. Certes, mettre au repos le système digestif permettrait de diminuer l'apport de substances pro-inflammatoires et d'assainir le microbiote, acteur essentiel de nos défenses immunitaires, *a priori*. Et des études ont mis en évidence une diminution des marqueurs de l'inflammation (prolifération lymphocytaire, taux d'orosomucoïde, aussi nommé alpha-1-glycoprotéine acide) dans le plasma de sujets soumis à un jeûne partiel ou total. Toutefois, l'Inserm, l'Institut national de la santé et de la recherche médicale, dans un rapport évaluant plus de trois cents publications scientifiques internationales a conclu à un manque de données cliniques précises.

En effet, pour bénéficier des bienfaits de cette pratique, des précautions sont à prendre, car tout dépend du type de jeûne pratiqué. Pour la patiente aux kilos supplémentaires trop vite accumulés, le jeûne par intermittence, uniquement sur une période de quinze heures, est recommandé. Soit un dîner léger vers 18 heures ou pas de petit-déjeuner. À vrai dire, beaucoup de femmes le font d'instinct. Cela leur permettra de retrouver de l'énergie et de perdre quelques kilos.

Privilégier les prébiotiques, probiotiques, postbiotiques

Avec le temps, l'âge, les goûts changent, le régime alimentaire aussi. Et le microbiote diminue. Nous sommes moins épaulés car il y a moins de bactéries, de virus, de parasites et champignons non pathogènes pour nous aider à aller bien. La bonne nouvelle est que nous pouvons intervenir pour atténuer ce processus. J'attends prochainement un dispositif médical capable de séquencer et d'analyser le génome du microbiote pour pouvoir prescrire telle ou telle souche de façon personnelle.

D'ici là, je sélectionne et prescris les bons probiotiques (*Lactobacillus plantarum*, le *Lactobacillus brevis*, le *Bifidobacterium longum*, le *Bifidobacterium lactis* et le *Lactobacillus acidophilus*), ces micro-organismes vivants, administrés en petites quantités, bénéfiques à l'intestin. Je prescris des probiotiques et des prébiotiques, ou des fibres végétales pour nourrir et favoriser le développement des bonnes bactéries, ainsi que des postbiotiques à l'action anti-inflammatoire. Cumulée, leur action est une piste de recherche sur l'effet barrière contre les infections, en activité antibactérienne et anti-inflammatoire.

Les gestes vertueux

Je joue l'équilibre acido-basique

Pour retrouver la paix de l'homéostasie, un pH à peine basique d'environ 7.4, il faut proscrire une alimentation trop acidifiante et supprimer les plats industriels, réduire la consommation de viande (les animaux domestiques ont tendance à produire une teneur en graisses saturées) et s'armer d'une liste de questions à poser à ses commerçants, qu'ils vous éclairent sur les origines et les qualités de leurs produits basiques, les fruits et les légumes, les produits laitiers, les yaourts, les fromages fermentés, etc.

Je choisis la bonne température

Selon la voie du Tao, philosophie liée à la médecine traditionnelle chinoise, chacun détient une capacité unique à transformer, assimiler ou éliminer ce qui est mangé et bu. « Contrôler la température de son feu digestif » peut passer par une consultation avec un acupuncteur diététicien. Il identifie les organes paresseux et indique quel type de cuisson, plutôt Yin (cuisine vapeur) ou plutôt Yang (au four), peut booster un métabolisme ralenti, lors de la ménopause par exemple.

Je ne parle pas la bouche pleine

Les aliments ne sont pas uniquement des denrées. La nourriture est un plaisir, une culture, du goût et des arômes. S'alimenter en pleine conscience et nourrir ses cellules de bonnes ondes relèvent presque du rituel, pouvant devenir un patrimoine culturel immatériel, tel le repas à la française, reconnu à ce titre par l'Unesco. Il s'agit de manger avec attention, d'être concentré, en évitant tout repas pris devant un écran, toutes les distractions qui feraient passer les aliments au second plan. On peut même s'amuser à instaurer, une fois par semaine, le silence. Pendant trente minutes, chacun se focalise sur ses sensations gustatives puis sur celles de la satiété. Avant de reprendre joyeusement la conversation. À la clé, le sentiment d'être ancré dans son corps, une digestion au top et un apaisement.

Je mastique

La salive libère tout un arsenal pour éradiquer les bactéries. Vaillamment aidée de la langue, elle contient une enzyme, l'amylase, capable de mettre en miettes l'amidon et de faciliter la digestion. En mâchant longuement et tranquillement, on assure un flux continu de salive qui aide à mieux assimiler les aliments. Et on active la libération de l'histamine, un neurotransmetteur qui procure la satiété.

Je me déplastifie

Par principe de précaution, on peut d'ores et déjà éviter les bouteilles en plastique qui contiennent des phtalates et du bisphénol A, capables d'interagir avec le système endocrinien et de ralentir le métabolisme. On revient à la bonne vieille bouteille d'eau à consigner. Ou l'on suit la créativité de certaines marques qui ont trouvé d'autres matériaux pour les bouteilles, comme la canne à sucre, biodégradable et recyclable à l'infini.

Je pense aux histoires d'eau osmosée

Le seuil est de 1 litre d'eau par jour pour bien faire fonctionner le corps. Encore faut-il que ce breuvage, pour un effet sur le ramage, ait un pH légèrement acide pour jouer à la perfection son rôle de catalyseur des réactions chimiques. Alors on préférera une eau au pH de 6,5. Ou on transformera l'eau du robinet en eau osmosée grâce à de petits appareils connectés à sa plomberie. Les molécules d'eau sont d'abord filtrées, débarrassées du chlore, des pesticides, des métaux lourds, etc. Puis, l'eau est redynamisée, on lui imprime un mouvement par exemple, afin qu'elle retrouve toutes ses capacités énergétiques.

Je pense probiotique

J'aime mon microbiote et je le soigne avec une nourriture de choix, des aliments contenant des probiotiques. On connaît tous les ferments lactiques des yaourts, mais il existe des *super aliments* parfaits pour les intolérants au lactose, par exemple. Ce sont des produits lacto-fermentés ou fermentés, riches en probiotiques, choucroute, soupe miso, soja (fermenté), natto, tempeh, kimchi, tamari (sauce soja fermenté sans gluten), kombucha, kéfir, olives, cornichons. Il y a aussi les fromages de brebis.

Je réfléchis prébiotiques

Ils sont présents dans les poireaux, les artichauts, les asperges, les panais, les topinambours et autres crucifères, choux, ail, oignons, échalotes, salsifis, chicorées, et aussi dans les légumineuses, les haricots, les lentilles, les pois chiches et dans la banane, surtout si elle n'est pas trop mûre. Attention cependant à les consommer de manière progressive et à faire tremper les haricots dans l'eau, pour éliminer le raffinose, qui peut provoquer des ballonnements et des gaz.

J'assainis mon terrain

Pour préserver la flore intestinale, des extraits de pamplemousse, de la cannelle, des clous de girofle, de l'ail et de l'origan, ainsi que quelques gouttes d'huiles essentielles d'origan ou de sarriette (dans une cuillerée de miel, par exemple), en faisant extrêmement attention aux doses (les huiles essentielles incroyablement actives sont toujours à manier avec précaution et autant que possible avec l'avis d'un naturopathe ou de son pharmacien).

Je ralentis sur les antibiotiques

Enfants, on vous conseillait de prendre un yaourt avec vos antibiotiques pour choyer votre flore intestinale, secourir en quelque sorte la perte de la biodiversité de votre microbiote. Une étude[1] finlandaise a d'ailleurs mis en évidence qu'un seul traitement d'antibiotiques pouvait endommager de façon prolongée une partie du microbiote en diminuant la flore. Sans compter les autres antibiotiques, présents dans l'eau du robinet notamment. Si cette catégorie de médicament reste évidemment indispensable, on se garde d'en réclamer au premier mal de gorge.

Je me fie aux kéfirs

Parce que, une fois fermentées dans du lait ou de l'eau avec des fruits macérés, les petites graines de kéfir, originaire du Caucase, sont des bombes de probiotiques composées de plusieurs micro-organismes différents, capables d'enrichir le microbiote.

1. Katri Korpela, « Intestinal microbiome is related to life time antibiotic use in Finnish pre-school children », *Nature Communications*, janvier 2016.

Je freine sur les Fodmaps

Un ventre ballonné plus que de raison, une motilité intestinale atypique (des mouvements bizarres), une étrange sensation de gonfler comme un ballon à la moindre anxiété, le symptôme de l'intestin furieux n'est plus le seul apanage des maladies cœliaques, il touche aussi les femmes, qui en sont particulièrement atteintes.

Le régime Fodmap est un régime sans glucides fermentescibles, type de sucres à chaîne courte, mal reçus par l'intestin grêle, fermentant dans le côlon. C'est une façon de s'éviter les inconvénients des aliments riches en Fodmap (ail, chou de Bruxelles, artichaut, etc.), mais sans s'en priver complètement. Cela débute par une phase de six à huit semaines de suppression des aliments concernés, se poursuit par la réintroduction progressive d'un type de sucre par semaine, en faible quantité, jusqu'à atteindre le bon équilibre.

CHAPITRE 7

STRESS IS THE QUESTION

Réussir une journée particulière

La problématique

Insomnie, pénibilité au travail, grève des transports qui dure, embouteillages, outils numériques en folie, surmenage visuel, tracas liés aux enfants ou aux parents vieillissants… Le stress s'immisce dès le réveil (souvent difficile) et ne semble guère disparaître au coucher. Il se conjugue à l'infini dans notre tête et notre corps comme pour nous éloigner des plaisirs. « Un nouveau mal du siècle », dénonce John Hemingway, réalisateur du documentaire *Stress, portrait d'un tueur*. Mais pourquoi est-il aussi criminel ? De quelles armes disposons-nous pour nous en défendre ?

En premier lieu, je serais tentée de le réhabiliter, pour mieux le cerner. Responsable mais pas coupable ! Le stress, c'est aussi le sel de la vie, sans lui notre quotidien serait un peu trop ronronnant, il faudrait le pimenter, sinon on commencerait à s'ennuyer ferme ! Dans le monde des sciences, on estime même que le stress à petite dose serait bénéfique, comme lorsqu'il nous permettait, à la Préhistoire, de nous mettre en mode « warning », avec une production massive de cortisol, pour échapper aux mammouths et autres prédateurs, ou à un environnement dangereux.

La notion de stress est arrivée bien plus tard dans notre langage contemporain, c'est un concept étymologique introduit par le médecin canadien d'origine hongroise Hans Selye en 1936, qui le définissait comme un syndrome général d'adaptation. Il désigne à la fois la source, le ressenti, la faculté à faire face, un déséquilibre parfois irréversible de l'homéostasie, ou équilibre des humeurs internes. Depuis, il s'est imposé dans le langage courant, celui des médias, du numérique. Je l'entends tous les jours dans mon cabinet sous forme de « je suis stressée », « c'est stressant » et autres « je stresse ». En tant qu'individu, c'est un phénomène auquel je suis moi-même exposée. Je me lance alors des petits cris d'alarme pour l'apprivoiser au mieux, le contrôler, le gérer contre l'avis de mes chromosomes. J'ai appris que c'était indispensable à ma survie.

Les symptômes

Le concept de stress, concept biologique, est l'un des plus intégratifs de la biologie et de la médecine. Il n'y a pas de stress sans manifestations biologiques, les seules à en authentifier l'existence. Tous les organismes vivants ont la capacité à stresser : un virus, une plante, un animal, un homme, la peau ! Comment le stress agit-il sur mes patientes ? C'est un état de déséquilibre. Ponctuel (à la veille d'une réunion) ou chronique, psychogène, lorsqu'il s'installe durablement. Mais que se passe-t-il vraiment ? Dans la tour de contrôle qu'est le cerveau, l'hypothalamus réveille l'hypophyse qui va cheminer vers nos reins pour attiser les glandes surrénales, celles qui sécrètent l'adrénaline et surtout LA méga-hormone du stress : le cortisol ! Ce dernier n'arrive plus à réguler la tension artérielle, l'état inflammatoire général, la fonction immunitaire. L'adrénaline agit en accélérant tous les processus, et le taux d'ocytocine, censé réguler nos humeurs, augmente. Enfin la vasopressine, aussi appelée hormone antidiurétique, n'assure plus son rôle sur les fonctions urinaires et la pression sanguine. Toutes ces hormones vont stimuler le métabolisme énergétique, épuisant les mitochondries, ces petites usines énergétiques. Lorsqu'il envahit notre vie quotidienne, le stress, indispensable à notre survie, devient dès lors pathogène. Je vois dans mon cabinet des situations de souffrance s'accumuler, des comportements toujours plus addictifs pour les contrer, une forme de fatigue continuelle, donc chronique, s'installer. Ces femmes qui luttent aimeraient être apaisées.

À bout de souffle

La vie est un élan. Et dès le premier souffle, le jour de notre naissance, le cerveau pilote notre respiration. C'est là que tout démarre, les poumons, eux, ne font que suivre passivement, mais en s'élevant, s'abaissant de quelques centimètres, ils permettent de pomper le dioxygène de l'air extérieur, qui sera absorbé au niveau des alvéoles pulmonaires, puis passera dans le sang. « La respiration est la seule fonction végétative (automatique) du corps sur laquelle l'esprit (la volonté) peut agir directement », indiquait, dans *La Tête au carré* sur France Inter, le professeur Similowski, chef du service de pneumologie à l'hôpital de la Pitié-Salpêtrière. Avant d'ajouter : « Si l'on nous demandait de ralentir notre transit intestinal ou notre fréquence cardiaque – fonctions tout aussi automatiques –, nous en serions bien incapables ! » Lorsque le stress s'invite sans prévenir, le cerveau de mes patientes leur intime une drôle d'injonction : osciller entre l'état d'aérobie (avec oxygène) et d'anaérobie (sans oxygène). En aérobie tout va bien, mais en anaérobie, comme des plongeurs, elles explorent une forme de néant, une prise de risque personnelle. Cela se passe souvent au travail ou dans un cadre familial difficile. Elles manquent d'oxygène. Ce lien entre la difficulté à bien respirer et l'anxiété, ce lien intime et permanent implique un cercle vicieux. Le corps est crispé, le niveau d'oxygène amoindri, le niveau de stress s'emballe.

Je stress donc je stocke

Dans les entretiens que je mène avec mes patientes, je ne manque jamais d'établir le lien entre stress et alimentation. Il est loin le temps où pour échapper au Spinosaurus, elles se mettaient à courir. Désormais, elles préfèrent se ruer sur une nourriture dite « compensatrice », avec des aliments conforts, propres à chacune, pas même forcément terrifiants. Une simple prise supplémentaire de 100 calories par jour mène à quelques kilos supplémentaires sur une année. Sur les causes brutales, comme le décès d'un proche par exemple, l'organisme va sécréter du cortisol et de l'adrénaline qui vont influer sur les hormones de satiété. L'appétit est alors « coupé ». Sur des anxiétés plus diffuses, les mêmes niveaux de cortisol perdurent, augmentent le taux d'insuline (insulinorésistance) et dérèglent le système hormonal. L'organisme se met tout simplement en mode danger et en fonction stockage. Un neurotransmetteur dont le taux augmente en cas de stress stimule la masse grasse abdominale. Il est directement lié à la prise de masse grasse au niveau du tour de taille, ça change la manière dont on grossit, surtout chez les femmes de plus de 40 ans.

Infinie inflammation

Tout tissu vivant réagit face au stress en libérant une armada de mécanismes de défense qui se traduisent le plus souvent par des eczémas, des rougeurs, des œdèmes, des érythèmes, de la rosacée. À plus long terme, sournoisement, lentement mais sûrement, on assiste à une véritable détérioration des capacités de la peau à se renouveler. Discrètement, la synthèse des glycanes, ces molécules qui capturent l'eau et assurent une bonne hydratation, diminue, l'échange cellulaire s'en trouve bouleversé. À la clé, une pigmentation inégale, de l'acné, une peau moins lumineuse et homogène, une apoptose (mort cellulaire), un relâchement cutané et des rides.

Les thérapeutiques

Les femmes qui viennent à ma rencontre ont des profils différents, c'est aussi cela qui fait le sel de mon métier. Certaines sont naturellement optimistes, nous pouvons imaginer qu'elles activent des circuits particuliers de la dopamine avec une belle capacité à la résilience. D'autres sont plus pessimistes et, pour elles, le bonheur est un horizon lointain qui ne tient pas toujours ses promesses. Les premières ont davantage de télomérase (l'enzyme qui permet de stimuler les télomères), les secondes ont plus de mal à en produire. Il m'est essentiel de développer pour chacune des stratégies visant à réduire la production et les effets du stress. Le sujet est important, surtout à ce carrefour de leur vie. Ainsi, la régulation des pics de cortisol permet de stopper ou d'inverser les mécanismes délétères des états de stress et d'angoisse. Pour cela, je m'en remets à la sagesse d'Hippocrate qui concevait la santé à partir de concepts d'équilibre, de stabilité d'existence, d'une nécessaire harmonie entre l'être et son environnement, la nature, bien sûr, unis dans une même conscience. Les penseurs de l'Orient proposaient d'ailleurs des principes similaires, dont celui d'équanimité, parfait équilibre des humeurs. Enfin, et parce que c'est mon métier de médecin, j'aime à redéfinir le sens des soins esthétiques en deux mots : écouter, échanger. En matière d'intelligence émotionnelle et d'intelligence high tech, je n'ai pas fini d'apprendre, et je me sens comme un entrepreneur du changement.

Le bonheur est dans le cyprès

Il est des mélancolies qui semblent liées à un enfermement. Celui, par exemple, de cette patiente angoissée, évoquant ses dix heures quotidiennes dans un open space, « open stress », pour reprendre son expression. Comme la plupart des citadins, elle passait en moyenne 85 % de son temps dans un environnement clos et ne pouvait compter sur ses mini-plantes dites « dépolluantes », installées en rempart de son espace de travail, pour véritablement s'oxygéner.

À l'intérieur, mille et une nuisances, dont l'atmosphère au travail, lui donnaient ce petit air éternellement fatigué : un teint terne et des sillons nasogéniens de plus en plus creusés, suggérant un niveau d'épuisement général. En premier traitement, je pratiquai une mésothérapie sans aiguille (véritable innovation) avec un cocktail revitalisant à base de vitamines, d'oligoéléments et de minéraux à l'effet stimulant pour raviver son teint. Je l'ai fait suivre d'une injection d'acide hyaluronique réticulée dans les sillons nasogéniens, mais aussi sur l'arc zygomatique pour donner un effet lift, qui allait transformer son apparence triste et fatiguée.

J'avais remis en tension le derme, il fallait désormais qu'elle irrigue son quotidien de sorties, de respirations. Spontanément, elle évoqua l'exposition *Nous les arbres* à la Fondation Cartier pour l'art contemporain et son amour de la nature dont elle s'était éloignée par la force des choses. L'hypothèse fascinante d'une intelligence végétale captait son esprit. J'ajoutai que ce même végétal génère de l'oxygène et donc la vie sur terre, et combien mes marches estivales dans les forêts landaises me ressourçaient. Je venais d'ailleurs de voir *Natura*, un documentaire de Pascale d'Erm sur les « bains de forêt ».

Se déstresser peut être aussi simple qu'une promenade, et c'est l'hypothèse de nombreuses études danoises, norvégiennes, japonaises et celle du docteur

Qing Li[1], un médecin chinois exerçant à l'université Stanford. Au Japon, ce concept appelé « shinrin-yoku » ou « bains de forêt » fait écho aux « bains de source » ou « onsen » (il s'agit de sources chaudes volcaniques), chers à la culture shintoïste, qui place l'harmonie de l'homme avec la nature au centre de sa pensée. Pour pratiquer, il suffit d'entreprendre une randonnée de quelques heures à une allure tranquille, et de faire marcher ses cinq sens en insistant sur l'odorat. Pourquoi ? Parce que les arbres, et en particulier les conifères (comme les pins ou les cyprès), libèrent des substances volatiles organiques nommées terpènes ou phytoncides, comme le mimonène. Les inhaler agit sur les systèmes endocrinien et immunitaire, accélère l'activité des lymphocytes (ces globules blancs qui jouent un rôle important dans le système immunitaire), favorise la sécrétion de sérotonine et d'ocytocine. C'est une idée très différente de la sylvothérapie où l'on prend son arbre fétiche à bras-le-corps pour le câliner et profiter, éventuellement, d'une petite montée de sève ! Ma patiente renoua avec les longues balades en forêt au moins une fois par semaine. Et même si, en région parisienne, il y a plus de marronniers que de conifères, on y croise de beaux spécimens de pins et de séquoias ! La nature lui fit du bien. En plus d'un plaisir esthétique, elle y

1. Li Qing, « Effect of forest bathing trips on human immune function », *Environ Health and Preventive Medicine*, vol. 15, janvier 2010, p. 9-17.

trouva un plaisir psychique, et cessa de s'enraciner dans la déprime.

Je pratique le slow sport

Savez-vous faire la différence entre plaisir et bonheur ? À l'heure du *feel good*, il serait facile de résumer ces deux états à une forme de béatitude avancée, une injonction consumériste. Or, il est urgent de les distinguer, comme le souligne le neuro-endocrinologue et pédiatre Robert Lustig dans son remarquable ouvrage *The Hacking of the American Mind*. En se fondant sur le concept du plaisir versus celui du bonheur, il démontre que le second n'est pas l'accumulation du premier. Le plaisir serait du court terme, un flash puissant, très addictif ; le bonheur serait du long terme, une expression optimale du bien-être. De fait, ces deux sensations proviennent de deux neurotransmetteurs distincts. La dopamine produit le plaisir et la sérotonine est à l'origine du bonheur. Or la dopamine se libère dans une toute petite structure, le noyau accumbens, impliqué dans le rôle de la récompense. C'est bon mais fugace, les neurones en redemandent, cela veut dire qu'il faut toujours plus de substance pour que le cerveau éprouve une sensation aussi forte de plaisir. Un mécanisme hacké par les grandes entreprises et leurs aliments transformés !

La sérotonine, elle, joue sur la lente quête du bonheur, elle dure plus longtemps que l'effet dopant, on ne peut pas faire une overdose de bonheur. J'aime évoquer ce sujet avec mes patientes lorsqu'elles pensent pouvoir perdre leurs kilos de stress au même rythme effréné qu'ont leurs journées, en pratiquant un énième régime restrictif et en s'épuisant dans une activité sportive trop brutale. Placer le curseur du bonheur dans leur vie survoltée passe par des chemins de traverse plus lents, que les scientifiques ont validés. Ainsi le yoga fait depuis des années l'objet d'études scientifiques importantes[1], c'est une expérience intense qui peut changer les femmes en profondeur. Même si une patiente débute sur le tard, je constate à quel point cette discipline calme sa fluctuation mentale. Plus qu'un sport, c'est une exploration des processus du corps aboutissant à une exploration des processus de la conscience. Il cultive l'aptitude au bonheur en augmentant la production de sérotonine, mais aussi celle du neurotransmetteur GABA, impliqué dans le ralentissement du rythme cardiaque et le contrôle de l'anxiété.

D'autres études ont mis en avant l'influence du yoga sur le nerf vague qui régule les maladies auto-immunes comme les maladies inflammatoires rhumatismales. Lorsque nous macérons dans un bain d'hormones corrosif pour faire face au stress, à des défis, le yoga est

1. Ned Hartfiel, Jon Havenhand, Sat Bir Khalsa, Graham Clarke et Anne Krayer, « The effectiveness of yoga for the improvement of well-being and resilience to stress in the workplace », *Scandinavian Journal of Work, Environment & Health*, vol. 37, janvier 2011, p. 70-76.

une voie pour trouver un bouton d'arrêt. Couplé à des actes esthétiques qui agissent aussi bien sur les rides, la qualité de peau ou la perte de graisse comme la cryolipolyse, le yoga redonne de l'espace au corps, agit sur notre flexibilité neuronale et vertébrale, entraîne vers une aptitude au bonheur.

Allumer la lumière

Lorsque le stress devient excessif, il suffit de quelques ajustements pour redonner un peu de clarté à ses pensées. L'éclairage de la thérapie par les LED, couplé à des accélérateurs de photons et de laser dit froid, active les mitochondries, ces mini-usines cellulaires qui fournissent de l'énergie à notre organisme. L'onde bleue (rien à voir avec celle des portables et des écrans) absorbée par la mélanine agit contre le stress. Un petit coup de blues, des angoisses ? En stimulant la sécrétion des *happy hormones* comme la sérotonine, les endorphines, la dopamine, le Miltaderm aide à rétablir un bon équilibre et à abaisser les niveaux excessifs du stress, si délétères pour la santé. Dès la première séance, la relaxation s'installe progressivement, puis on passe en sommeil paradoxal sans réellement dormir. Ce sommeil paradoxal est la meilleure voie vers l'apaisement et induit une profonde quiétude.

Je trouve les bons codes

Entrer dans la connaissance de quelqu'un, c'est entrer dans la connaissance de son visage. Dans ma pratique autour des signes corporels, un immense travail de terrain et de recueil d'émotions doit s'établir. Il y a le point de vue de la patiente et l'analyse que je peux en faire avec un va-et-vient entre ces deux pôles. Si elle me dit qu'elle a pris dix ans, qu'elle se sent de plus en plus fatiguée, sa demande risque de se focaliser sur une simple correction de la zone qui la préoccupe. Je pense à cette femme décidée à corriger des stigmates qu'elle associait à une fatigue chronique : des sourcils tombants, un front et des pattes-d'oie marquées. Elle n'avait pas conscience que ces seuls ajustements risquaient de la décevoir. Plus que la fatigue, son visage racontait les histoires familiales qui traversaient sa vie. Sous l'influence d'un stress permanent, elle serrait littéralement les dents toute la journée (et la nuit), pinçait les lèvres, fronçait le front. Selon la méthodologie du chirurgien brésilien Mauricio de Maio, plutôt que de traquer la ride, je lui demandai d'identifier un souhait global et non localisé. « Avoir l'air moins triste et moins en colère », finit-elle par confesser. En prenant en compte ses émotions, je travaillai sur le relâchement cutané avant de traiter des zones plus précises selon la méthode MD Codes en 8 points d'injection. Puis je l'invitai, chez elle, à faire pratiquer à sa peau une petite séance quotidienne de gymnastique faciale pendant laquelle les muscles sont travaillés dans leur globalité afin de les débarrasser de la moindre crispation. Ces exercices sont simples et gratuits, on les trouve facilement sur YouTube, et sont élaborés par de grands dermatologues. Il suffit de relaxer chaque groupe musculaire de son visage, surtout les muscles abaisseurs qui provoquent les plis d'amertume et les bajoues, ainsi que les muscles frontaux et les muscles autour des yeux et de la bouche. En conjuguant les méthodes, les volumes de son visage retrouvèrent leur forme originelle, elle se sentit plus en accord avec elle-même et, de son propre aveu, son stress diminua.

Les gestes vertueux

Respirer enfin

Le cerveau est très imparfaitement multitâche. Se focaliser sur une action empêche donc de ruminer ses angoisses. C'est l'équivalent d'une technique de méditation dite « à attention focalisée » qui stabilise et apaise le mental. La respiration, au centre de toutes les pratiques méditatives, est facile à réaliser, où que l'on se trouve. La plupart du temps, on le fait naturellement, en connexion avec la nature. On choisit une cible mouvante comme les vagues de la mer, les nuages dans le ciel ou un feu de bois dans la cheminée, et on synchronise son souffle de manière inconsciente.

Comment pratiquer sans voir ? Dès que l'envie s'en ressent, on laisse ce qu'on est en train de faire. On tient la nuque droite, sans raideur, en fermant les yeux. On ne contrôle rien, on laisse le souffle aller et venir comme une lampe à lave et on se concentre sur l'air qui entre et sort. De son nez à sa gorge, on sent tout son corps qui respire, on élargit sa conscience comme si le corps respirait de la tête aux pieds. On provoque ainsi une activation d'une certaine partie du système nerveux (le parasympathique), ce qui en retour provoque des adaptations au niveau émotionnel. Le seul problème, c'est juste de s'autoriser à prendre ces cinq minutes par jour...

Oui au Non !

« *No is the new Yes* », affirmait Lucy Kellaway dans un article du *Financial Times*. Savoir refuser est un acte libérateur face à l'acceptation soumise. Fini le *oui* lâché à tout-va pour faire bonne impression, savoir dire *non* jouerait un rôle déterminant dans la diminution du stress. C'est une recommandation simple et efficace, que je fais à mes patientes multitâches. Un *non* affirmé au travail pour clôturer un énième dossier en dernière minute et elles pourront retrouver leurs amis, leur amant ou leurs enfants plus tôt le soir. Un *non* subtilement mais fermement indiqué aux enfants, comme le préconise le pédiatre Aldo Naouri, et la relation n'en sera que plus rassurante... C'est franc et courageux. Dire *non*, c'est savoir dire *oui*, avancer dans la connaissance de soi, apprendre à ne pas se mentir à soi-même.

Bain du soir, espoir

Plonger dans un bain avant de plonger dans les bras de Morphée aurait des résultats bénéfiques sur l'anxiété. Selon une étude menée par le docteur Johannes Naurann de l'université de Fribourg (cette partie de la Suisse où l'on barbote joyeusement en eaux bouillonnantes au beau milieu des alpages), il existerait, de fait, un lien entre la température de la peau et la sécrétion de sérotonine, ce neurotransmetteur impliqué dans la dépression. L'étude a suivi une cinquantaine de patients. Il leur a été proposé soit de prendre un bain à 40 degrés pendant trente minutes, soit de faire du sport pendant quarante minutes, deux fois par semaine. Les baigneurs ont vu leur stress diminuer de 4,3 points sur l'échelle d'Hamilton (qui va de 1 à 18), du nom de Max Hamilton qui inventa dans les années 1960 un questionnaire à choix multiples, toujours très utilisé aujourd'hui. Les sportifs, eux, de 3 points seulement.

Refaire surface

Quitter le sol, glisser dans l'eau de la piscine ou dans la mer et avoir le corps suspendu nous inondent de bonnes sensations. Grâce à l'action de massage de l'eau, à l'effet d'apesanteur (on est comme porté), à la facilité de se faufiler sous les flots sans trop d'effort, on ressent illico un état de bien-être. Il s'agit d'une activité très relaxante, qui permet une plus grande oxygénation des muscles, qui régule la respiration et influence positivement notre capacité à affronter le stress.

Courir et sourire

L'ivresse du coureur est une réalité physiologique. Et comme c'est un sport gratuit, facile et accessible, je le recommande souvent en cas de stress chronique. Nul besoin d'une salle, d'une licence, d'équipement, hormis une bonne paire de running pour préserver ses articulations. Longtemps, les scientifiques ont expliqué ce petit miracle physiologique par la seule action des endorphines délivrées au bout de quarante minutes d'entraînement en moyenne. Mais cette activité a aussi pour avantage de libérer l'esprit, en faisant le vide alors que tout le système cardio-vasculaire s'active. En fin de parcours, on retrouve un mental apaisé, une sensation euphorisante. Une étude anglaise[1] a aussi mis en évidence le rôle de l'anandamine, neurotransmetteur libéré en masse dans le cerveau après un exercice intense. Or il n'est autre qu'une version endogène du THC, le principe

1. Arne Dietrich, William McDaniel, « Endocannabinoids and exercise », *British Journal of Sports Medicine*, vol. 38, octobre 2004, p. 536-541.

actif du cannabis ! Aussi présent, en toute petite quantité, dans le chocolat.

Courir pour la planète

Il n'y a pas de mal à faire du bien. S'impliquer collectivement dans une bonne action stimule l'estime de soi et réduirait le stress. D'où l'émergence d'une activité parfaitement louable, venue du froid, le plogging. Néologisme créé à partir de *plocka upp* (ramasser, en suédois) et de jogging, elle invite à tenir la distance pendant une heure sur un circuit précis et à ramasser le moindre détritus pour sauver, à petites foulées, notre planète. En plus de tous les bénéfices cités plus haut, notre cerveau sous l'influence d'une gratification produit un maximum d'endorphines.

Maintenir un équilibre humoral[1]

À côté de la prévention et de l'épigénétique, n'oubliez pas le temps émotionnel. Misez sur les pouvoirs naturels des huiles essentielles pour contrer le stress. Par le biais de l'olfaction, elles sont « scannées » par quelque 400 récepteurs olfactifs. Par le biais topique, elles touchent les 600 000 récepteurs de la peau.

1. Merci à Françoise Rapp, star de l'aromathérapie, qui m'a fourni cette recette anti-stress (françoiserapp.com).

Parmi les huiles essentielles particulièrement équilibrantes, on trouve la sauge sclarée, la marjolaine à coquilles, le géranium rosat.

L'huile essentielle de sauge sclarée est une essence de « terrain », qui a la particularité d'agir sur les conséquences psychologiques des fluctuations hormonales et ce, à divers moments de la vie de la femme. Spasmolytique et fortifiante du système nerveux, elle stabilise le psychisme.

L'huile essentielle de marjolaine à coquilles équilibre le système nerveux central. Essence de « terrain » également, elle renforce le psychisme et elle aide à réduire le stress et à stimuler la libido enfouie ou réprimée. L'huile essentielle de géranium s'emploie, elle, pour combattre l'instabilité physique et aussi psychique. Elle harmonise et équilibre l'humeur, favorise la ténacité et la constance humorale.

La synergie des trois est une thérapie efficace pour améliorer son bien-être. Comment procéder ?

Dans un flacon en verre ambré de 10 ml (avec pipette), versez 15 gouttes d'HE de sauge sclarée, 15 gouttes d'HE de marjolaine à coquilles et 10 gouttes de géranium. Complétez avec de l'huile végétale de jojoba ou d'amande douce. Mélangez bien avant l'application de la synergie.

Versez 1 à 3 gouttes du mélange dans les paumes puis frottez-les. Fermez les yeux et approchez les mains de votre nez. Prenez 4 inspirations profondes puis 4 expirations lentes par la bouche presque fermée. Répétez ce rituel matin et/ou soir, puis dès que vous en ressentez le besoin pendant la journée. Il est également possible d'appliquer la synergie en tapotant pendant 3 secondes sur les 8 points de digito-pression afin d'apporter une harmonie durable et de réguler les émotions.

- Le point 1 du méridien de la vessie, au bord du sourcil interne.
- Le point 1 du méridien de la vésicule biliaire, au bord externe de l'œil.
- Le point 1 du méridien de l'estomac, juste en dessous de l'œil.
- Le point 26 du méridien gouverneur, sous le nez.
- Le point 24 du méridien conception, sur le menton.
- Le point 27 du méridien du rein, sous et au milieu de la clavicule.
- Le point 14 du méridien du foie, sous le sein.
- Le point 21 du méridien de la rate, à une paume sous l'aisselle.

Écoutez cette musique dans votre tête

Qu'ont donc en commun une chanson des Beatles, un concerto de Mozart, une symphonie de Beethoven, un rap d'Eminem ou une mélodie d'Angèle ? Pour peu qu'on soit sensible à l'une de ces formes musicales (ou un mix), elles agissent sur notre cerveau. On ressent tous le frisson musical, l'émotion ; ce que l'on sait moins, c'est que la musique induit une baisse du cortisol et de l'inflammation chronique, une hausse de la sérotonine, de l'ocytocine, de la dopamine. Dans ses nombreuses publications, le neurobiologiste Hervé Platel[1] met en évidence la véritable symphonie neuronale qui se joue dans notre cerveau, mettant en jeu les quatre lobes cérébraux, le cervelet et l'hippocampe, connu pour son rôle dans la mémoire. Elle est déjà utilisée dans les hôpitaux pour diminuer l'anxiété et la prise des anti-douleurs de 40 %. D'ailleurs, lorsque vous étiez bébé, votre mère vous chantait des berceuses qui avaient un effet calmant immédiat. Alors, au moins trente minutes par jour, écoutez votre playlist préférée, pour faire pulser vos journées d'une note positive.

Regarder des œuvres d'art

L'inclassable philosophe anglo-suisse Alain de Botton[2] nous interroge depuis des années sur les moyens de nous débarrasser du stress, de nous rendre plus heureux. Il démontre qu'on a tous, à portée de regard, un moyen simple pour y parvenir : l'émotion esthétique. L'art nous aiderait à restaurer un certain équilibre au sein d'un psychisme boiteux, à rééquilibrer nos humeurs. Ainsi, une âme survoltée et agitée aurait intérêt à observer

1. « How motor, cognitive and musical expertise shapes the brain. Focus on fMRI and EEG resting-state functional connectivity », *Journal of Chemical Neuroanatomy*, vol. 89, avril 2018, p. 60-68.

2. Alain de Botton (et John Armstrong), *Art et Thérapie*, Phaidon France, 2017.

un jardin japonais, un intérieur minimaliste suédois ou le mystère des tableaux d'un Léonard de Vinci. Une âme réservée devrait plutôt s'intéresser aux peintures de Frida Kahlo ou à l'architecture organique et exubérante de Gaudí. Ainsi l'art chasserait le stress en complétant notre caractère des éléments qui lui font défaut. Pour une reconnexion profonde et intellectuelle avec soi.

Rire et sourire

Rire pour ne pas stresser ? C'est un véritable plaidoyer pour l'hilarité pratiquée dans différentes formes de yoga en Inde. L'art de se libérer en faisant marcher ses zygomatiques agirait à trois niveaux. Au niveau musculaire, ses effets relaxants se propagent en une onde bienfaisante à partir de la bouche, puis la cage thoracique, les muscles abdominaux, et enfin ceux du dos et des cuisses. Au niveau respiratoire, il produit une séquence proche de celle du yoga en permettant, grâce aux spasmes, de ventiler une quantité d'air impressionnante pouvant atteindre les deux litres. Enfin, au niveau neuro-hormonal, c'est moins de cortisol dans la salive, plus d'hormones bénéfiques comme la sérotonine et une baisse de l'inflammation. On connaît les bienfaits de ce transfert physique et sensitif sur notre entourage, il suffit de voir combien le rire est contagieux.

CHAPITRE 8

VIVRE DE LIENS ET D'OPTIMISME

Un si doux regard, une si belle personne

La problématique

La recherche du bonheur, de l'épanouissement personnel est une ancienne mais toujours très actuelle quête menée par l'humanité avec plus ou moins de succès. Parmi les nombreuses trouvailles glanées au fil des époques, l'Antiquité a su convaincre à grande échelle, avec ses philosophes. Notamment avec les arguments d'Aristote, qui ont fait mouche. Pour lui, le bonheur est un bien souverain, l'objectif d'une vie réussie. C'est un équilibre de soi auquel tout le monde aspire. Mais il impose de régler ses actions en pratiquant une tempérance de l'esprit et du corps, un développement harmonieux de l'énergie, ultime forme de beauté.

Mais, après avoir si bien commencé dans la vie des idées, en s'imposant comme un sujet de préoccupation, la notion de bonheur ne pouvait pas en rester là, où Aristote l'avait laissée. C'est plus tard que seront établis des liens de causalité entre bonheur, santé et bien-être.

Il faut dire que les tentatives pour expliquer son rôle, pour découvrir son secret dans le processus d'épanouissement des individus, furent nombreuses.

Au début du xxe siècle, il y a eu la méthode Coué, une sorte de prophétie autosuggérée afin d'entraîner le patient à adhérer à des idées positives pour mieux se réaliser ou se guérir. À force d'énoncer une idée, notre esprit finirait par la concrétiser. Plus tard, le psychologue Abraham Maslow établit une hiérarchie des principaux besoins sous la forme d'une pyramide avec, à la base, les besoins physiologiques primaires (faim et soif), puis les besoins de sécurité, de sociabilité et d'estime de soi. Enfin, au sommet, Maslow place les besoins créatifs, la volonté commune à tous de s'accomplir pleinement, son idée du bonheur.

Ainsi, malgré défauts et imperfections, chaque nouvelle approche de l'idée d'une vie heureuse, qui harmonise le triptyque santé/beauté/bien-être, esquisse une voie thérapeutique à explorer pour la médecine de la beauté. Celle de l'optimisme, dont Churchill louait les vertus : « Un pessimiste voit la difficulté dans chaque opportunité, un optimiste voit l'opportunité dans chaque difficulté. »

Cette dynamique d'un enthousiasme aidant à mieux vivre a été de plus en plus présente dans les réflexions des thérapeutes, jusqu'à aujourd'hui. La psychologie positive, par exemple, cherche à détailler ce qui nous rend heureux et résilients, et, nourrie par d'autres pratiques, s'appuie sur la méditation de pleine conscience pour la gestion du stress. Dans le domaine du développement personnel, la pensée positive utilise les mécanismes de l'autosuggestion : cela démarre le matin devant un miroir par un regard bienveillant à soi-même et apporte son lot de propositions pour aider à s'épanouir. Mais le bonheur est un objet complexe et protéiforme. Et, de nos jours, malgré les efforts déjà mis en œuvre pour y accéder, le chemin qui mène à sa porte n'est toujours pas évident à emprunter.

Symptômes

Le stress s'est imposé comme un des grands maux de la modernité, et l'hyper-connexion a renforcé son emprise sur les psychés des utilisateurs d'écrans, peu soucieux ou peu conscients de ses effets néfastes. Cela s'est accentué avec la banalisation des nouvelles technologies de l'information. Mais ce phénomène, somme toute assez récent, le premier smartphone d'Apple date de 2007, a pris une ampleur considérable avec la prolifération de ces engins doudous qui nous accompagnent du soir au matin. N'ont-ils pas réussi, avec leurs multiples fonctions, à se rendre indispensables et à supplanter ordinateur ou télévision, bien plus encombrants et moins immédiatement disponibles ?

Toujours connectés au réseau et à tous les autres smartphones, avec des possibilités d'échanges quasi infinies, avec nos proches, notre famille, nos amis, notre environnement professionnel et tous les autres détenteurs d'accès au réseau, les smartphones et leurs fonctions d'hyper-connexion sont devenus les symptômes d'une époque en quête de lien, comme si notre bonne santé dépendait du fait d'être connecté et joignable à chaque instant. À ce titre, la génération Y (celle née entre les années 80 et 90), qui a grandi avec Internet et ses applications, ou la génération Z (née à partir de 1995), portée par l'avènement des réseaux sociaux et la prime à l'émotion et à l'immédiateté, sont devenues de parfaits groupes témoins pour illustrer les enjeux et les dangers de ce lien numérique à tout prix, qui se résume au nombre de ses *amis* Facebook ou autres *followers* sur Instagram ou Twitter.

Lors de mes consultations, j'ai constaté, malgré les problèmes de sommeil et de concentration observés chez les utilisateurs dépendants, « accros » aux écrans, que les patientes, toutes générations confondues, ont conscience de ces inconvénients, mais ne souhaitent pas s'en passer. Elles ont compris l'importance de la sociabilité dans leur épanouissement et sont prêtes à prendre tous les risques pour ne pas être débranchées contre leur gré par la technologie, au risque de la surconsommer.

Attraper le FoMO

Avec l'abondance numérique des informations, des produits à commander et des connexions, le phénomène, connu des spécialistes du marketing sous l'acronyme FoMO (*Fear of Missing Out* ou peur de manquer), continue à malmener le désir des internautes. Il a même servi de base de réflexion aux spécialistes du e-commerce, pour bâtir des offres sous la forme d'annonces anxiogènes propres à déclencher la pulsion d'achat du consommateur : « un autre internaute consulte actuellement l'annonce de votre chambre d'hôtel », « plus qu'un exemplaire disponible en stock ». Vite, vite, dépêchez-vous !

Une fois installée, la peur de manquer ne quitte plus son malade. Le bonheur à portée de clic ne pourra pas lui échapper, à la condition de rester sur le qui-vive, jusqu'à l'épuisement. Il y a tant de choses à connaître, à découvrir, à expérimenter, et si facilement, ce serait trop bête de rater toutes ces occasions de s'enrichir, de vivre pleinement. Les autres ont l'air d'être tellement heureux sur les réseaux sociaux, avec leurs vies illustrées d'images parfaites, en vacances, en famille, en amoureux, en amis des bêtes, en visite culturelle, etc. Pourquoi pas vous ?

Le manque conditionne alors toutes les réactions du patient atteint par le syndrome du FoMO, une hyperactivité mêlée à une grande angoisse pouvant déboucher sur un état dépressif aggravé. Une fois l'habitude prise d'interagir compulsivement, de ne rien manquer, les malades n'ont plus d'autre choix que de se lancer dans une course effrénée à l'hyper-présence, devenue à leurs yeux la seule preuve valable d'une existence réussie. Et peu importe la réalité des faits, seuls comptent les mots et les images de sa participation au récit d'un *Plus belle ma vie*, réactualisé en permanence, et en souriant s'il vous plaît. Des preuves au goût amer, qui isolent à terme les individus au lieu de les rassembler.

Le pessimisme est délétère

Le pessimisme réduit les télomères qui protègent l'extrémité des chromosomes en se raccourcissant à chaque division cellulaire, pour finir par disparaître à la mort de la cellule. Il accélère le vieillissement des cellules. C'est un facteur reconnu de la dégénérescence.

Voltaire signalait déjà les bienfaits de l'optimisme en déclarant : « J'ai décidé d'être heureux, parce que c'est bon pour la santé. » Effectivement, de nombreuses études ont souligné la prime donnée aux individus plus optimistes, moins susceptibles de souffrir de maladies chroniques et de mourir prématurément.

En effet, très récemment, de nouveaux travaux épidémiologiques menés par une équipe de l'école de médecine de l'université de Boston[1], ont conclu qu'un optimiste avait potentiellement une durée de vie en moyenne de 11 à 15 % plus longue, et de plus grandes chances d'atteindre une longévité exceptionnelle, en vivant jusqu'à 85 ans ou plus. Des espérances de vie donnant le vertige si l'on se réfère aux calculs de l'Institut national d'études démographiques (Ined) prévoyant,

1. *Optimism is associated with exceptional longevity in 2 epidemiologic cohorts of men and women*, août 2019.

en France, en 2018, une espérance de vie de 79,5 ans pour les hommes et de 85,4 ans pour les femmes. Est-ce à dire que les pessimistes perdent 11 à 15 % d'espérance de vie en regardant le monde du mauvais côté de la lorgnette ?

Les pensées mortifères

Il est de mauvaises nouvelles qui coupent l'appétit, comme il y a des pensées qui accroissent le stress et l'anxiété, réduisent les télomères, influencent l'expression du génome, fragilisant la santé de l'individu. Certaines d'entre elles empêchent de dormir, surtout lorsqu'elles tournent en rond dans la tête, bloquant la réflexion et fixant l'insomniaque dans une impasse d'où il ressortira au petit matin plus épuisé que la veille. D'autres ne cessent de tourner leur attention vers le mauvais côté des choses, en broyant du noir. Il y a des pensées exagérément pessimistes, toujours à la recherche du pire, même dans les situations les plus banales. Et il y a des pensées qui se laissent distraire, les écrans sont leurs amis, qui abandonnent une tâche pour une autre, incapables de finir ce qui a été commencé, à leur plus grand désespoir. Enfin, certaines cherchent à se débarrasser des idées corrosives qui minent le moral. Mais, dans un bel effet boomerang dont seule la plasticité des neurones du cerveau a le secret, une fois volontairement éloignées, celles-ci reviennent au premier plan de la conscience, avec leur cortège de désagréments, de tension, de colère contre soi, de méfiance, etc.

Trop de liens ou pas assez

« Le trop » et « le pas assez » sont les deux faces de la même médaille, avec les mêmes effets : une grande solitude. Lorsque se démultiplient avec les réseaux sociaux les occasions de nouer des relations et de vivre une sociabilité plus intense, le piège est de s'imaginer entouré, suivi dans sa vie quotidienne partagée en ligne, et qu'il faut sans cesse mettre en scène pour tenir en haleine une foule d'amis indifférents. Inévitablement, la fatigue et la déception guettent celles et ceux, bien trop nombreux, qui se sont lancés dans cette compétition sociale, comparable à une guerre où, sans cesse, les forces des uns et des autres sont testées. Et gare aux plus faibles, qui seront éliminés parce que jugés quantités négligeables.

« Combien as-tu de *followers* sur ton Insta ? » Annoncer un chiffre en milliers est préférable si l'on souhaite poursuivre la conversation. Pourtant, Robin Dunbar, anthropologue et directeur d'un institut de recherche à l'université d'Oxford, a établi un chiffre maximal, calé à 148 personnes, à partir duquel il n'est plus possible pour l'être humain d'entretenir des relations stables. Ce serait une question de taille du cerveau qui nous limiterait sur le plan cognitif. Que nous soyons en ligne ou dans la vie réelle, ce nombre serait indépassable et les facilités offertes par les outils numériques n'y changeraient rien.

Les travaux de Dunbar établissent ainsi une typologie de nos relations selon la proximité. Il y a les amis intimes, au nombre de 5, les meilleurs amis (15), les bons amis (50), les amis (148), les connaissances (500), et enfin les personnes que nous connaissons de vue, cette dernière catégorie ne dépassant pas les 1 500 personnes. Pour Dunbar, notre capital social est limité. Nous pouvons développer des relations jusqu'à un certain point de rupture, moment où les obligations mutuelles qui ont structuré les échanges ne peuvent plus être assurées. Au-delà de ces chiffres, ce ne sont plus des relations, seulement des *followers* ou des « amis » Facebook.

Le plus étrange est que le sentiment d'isolement social est similaire dans les deux cas de figure, celui d'un trop-plein de liens factices établis à partir des réseaux sociaux ou d'une absence de liens réels. Dans ces deux configurations, les troubles sont les mêmes, fatigue chronique, état dépressif, troubles cardiaques liés à l'anxiété et aux dysfonctionnements du système nerveux parasympathique. Il y a un effet d'entraînement, l'état psychologique impactant l'état physiologique, et inversement. Que la communication s'interrompe avec l'un des réseaux vitaux de son entourage (familial, amical, professionnel, affinitaire et territorial) et se déclenche à terme un processus de désocialisation aux conséquences délétères.

Plus une personne est isolée, privée d'interactions sociales, plus elle se replie sur elle-même, et plus sa santé se dégrade. De nombreuses études ont montré qu'un déficit de stimulations cognitives et sensorielles pouvait enclencher une dépression. De plus, la solitude, une qualité dégradée des rapports sociaux et l'isolement social augmentent le risque de décès prématuré de près de 50 %, au même titre que le tabagisme ou l'alcoolisme.

Thérapeutiques

La plus longue étude existante à ce jour sur le développement humain et la façon de mener une vie heureuse a démarré à Harvard à partir de 1938[1]. Puis, dans les années 1970, une recherche similaire a été menée à Boston sur une population défavorisée. Elle a duré soixante-dix-huit ans. Tous les deux ans, la santé physique et mentale des participants – ils étaient 724 au départ, dont un futur président des États-Unis, John Fitzgerald Kennedy – a été évaluée par des examens médicaux divers, des analyses cérébrales et des entretiens portant sur leur vie personnelle et professionnelle.

Aujourd'hui, l'enseignement de ce corpus d'information unique est sans appel. Robert Waldinger, un des récents directeurs qui ont supervisé ces travaux, a livré le secret de ces vies : ce sont les bonnes relations qui nous

1. *Harvard Study of Adult Development*.

gardent heureux et en bonne santé. Des relations qualitatives avant tout, mais aussi en nombre. La diversité des rencontres participe également à ce processus. Les personnes bénéficiant de relations humaines riches et variées, de solides liens d'affection développent plus de résistance, une meilleure santé, une meilleure mémoire, que ceux qui en sont privés. Toutefois, ni l'argent ni la gloire ne font une vie heureuse, et le plus grand danger reste la solitude, « avec sa gueule de carême, avec ses larges yeux cernés », comme la décrivait la chanteuse Barbara.

La vie à deux, la vie à plusieurs

Le couple, la famille, les amis sont indispensables à l'épanouissement d'un individu. Culturellement, ce sont des statuts qui peuvent différer selon les coutumes et les usages, mariage religieux, civil, concubinage, etc. En revanche, quelle que soit la société ou la partie du monde dont on parle, ce qui est immuable, c'est la place de premier plan prise par les relations humaines pour assurer un développement harmonieux à tout un chacun. Un développement et une bonne santé.

En effet, une équipe de chercheurs et de médecins suédois, finlandais et britanniques a constaté, à partir d'une étude épidémiologique[1] effectuée sur une population d'environ 500 000 individus de 40 à 69 ans, le lien

1. Publiée dans la revue de cardiologie *Heart*.

entre les facteurs psychosociaux et certaines pathologies. C'est ainsi qu'ils ont pu établir le poids de l'isolement social et du sentiment d'abandon dans le risque cardio-vasculaire.

9 % des individus de l'échantillon (1 participant sur 10) se considéraient isolés socialement, alors que 6 % déclaraient souffrir de solitude. En croisant ces données avec les informations médicales recueillies, il est apparu que l'isolement social augmentait de 43 % le risque d'avoir un premier infarctus et de 39 % le risque de subir un AVC. Quant au sentiment de solitude, il augmentait le risque, pour ces deux pathologies, de 49 % et de 36 %. De plus, postérieurement à ces accidents, les décès étaient de 50 % et 51 % plus nombreux.

N'en déplaise au philosophe Jean-Paul Sartre, L'Autre n'est pas un Enfer, au contraire, il est un soutien indispensable à notre épanouissement. Autrui, familial, amoureux ou amical, il est le partenaire qui nous accompagne dans les bons comme dans les mauvais moments. Il épaule notre réflexion, l'éclaire de ses avis et de sa bienveillance ou de ses contradictions constructives. Il est une part de cette intelligence collective nécessaire à la vie en société. Sans lui, nous sommes bien seuls et bien fragiles.

Rire à pleine gorge !

Le rire est connu en médecine pour ses vertus relaxantes et sa production d'endorphines, neuropeptides à la fois antidouleur et euphorisants. Il réduit aussi la production d'adrénaline, élevée en cas de stress. Les clowns de l'association Le Rire médecin connaissent depuis leur création, il y a vingt-huit ans, l'importance de ces moments de complicité et d'insouciance provoqués par le rire. Idéalement, il faudrait rire un quart d'heure par jour pour profiter de ses effets thérapeutiques. Dans les faits, le rire ne prend pas assez de place dans nos vies. Les causes en sont la tension générée par le quotidien des métropoles, où plus de la moitié de la population mondiale séjourne, les conventions sociales pesantes, la compétition économique accrue. Pour mieux s'en rendre compte, il suffit de repenser à sa journée en comptant les moments où l'humour est venu nous stimuler.

Car le rire est l'équivalent d'un massage surprise. Il contracte et décontracte les muscles, oxygène le cerveau car les échanges respiratoires sont plus importants lorsque l'on rit, notamment à gorge déployée. Il stimule les organes vitaux, foie, reins, ainsi que l'appareil digestif. Avec le rire s'enclenche une réaction en chaîne vertueuse pour le rieur. Le neurologue Henri Rubinstein avançait l'hypothèse d'un même bénéfice entre une minute de rire et quarante-cinq minutes de relaxation. Le rire encourage l'optimisme, atténue les émotions négatives, telle la colère. Un médecin californien a signalé une augmentation des anticorps présents dans la salive, protégeant ainsi le rieur du rhume et des allergies. Dans un second temps, le système parasympathique prend le dessus sur le système sympathique, diminuant le rythme cardiaque et la pression artérielle, provoquant un relâchement des muscles et atténuant les risques cardio-vasculaires.

Le rire, en plus d'être communicatif et de favoriser les liens sociaux, assure également une plus longue vie, selon les travaux de l'équipe de Sven Svebak[1], de l'Université norvégienne des sciences et technologies. Cette étude, réalisée sur sept années auprès de 53 000 personnes, a analysé le rôle majeur de l'humour bon enfant sur la santé. Et le gain est considérable, le sens de l'humour augmenterait l'espérance de vie de 20 %, en moyenne, un bonus de sept années supplémentaires pour laisser l'optimisme envahir sa vie.

Méditer

La méditation est un formidable outil pour s'épanouir et orienter son attention sur des sujets positifs, ne plus se laisser distraire ou parasiter par des idées noires. Les scientifiques du monde entier n'en finissent plus de publier des résultats sur les bienfaits de cette pratique. Des chercheurs de Harvard et du Massachusetts General Hospital (MGH) ont prouvé, dans une étude, les changements produits sur la matière grise par la méditation, et que nous serions capables d'agir sur notre cerveau. Huit semaines d'un programme de méditation de pleine conscience suivies par les

1. In *International Journal of Psychiatry in Medicine*, 2010.

chercheurs ont mis en évidence des modifications du cerveau chez les participants, dans les zones associées à la mémoire, au sentiment de soi, à l'empathie et au stress. Les trois endroits modifiés par la méditation étaient l'hippocampe gauche, siège des facultés d'apprentissage et d'analyse des informations, le cortex cingulaire postérieur, à la fois aide-mémoire et guide d'orientation, et la jonction temporo-pariétale, la zone de l'empathie.

La découverte de l'équipe d'Eileen Luders, professeur du département de neurologie, à l'université de Californie, concerne la capacité de la méditation à protéger notre cerveau du déclin et de la dégénérescence. La démonstration s'est faite en recrutant 100 personnes de 27 à 77 ans, dont la moitié pratiquait la méditation depuis quatre à quarante-six ans. Après une IRM, l'étude de l'anatomie du cerveau a révélé que le groupe témoin qui ne méditait pas présentait une matière grise moins importante, avec une perte plus marquée sur des zones comme celle de l'hippocampe, impliquée dans la mémorisation. Des résultats plaidant en faveur de la méditation qui s'avère favoriser la genèse des branches des neurones, les dendrites, et des connexions synaptiques, pour maintenir la matière grise et compenser les pertes dues à l'âge.

Enfin, et pour finir de convaincre les derniers sceptiques et lever les dernières résistances, il y a aussi le travail d'Elizabeth Blackburn, prix Nobel de médecine et codécouvreuse de la télomérase, l'enzyme qui rallonge les télomères des chromosomes. Celle-ci a mené une étude avec trente personnes, toutes volontaires pour faire une retraite méditative de trois mois. À la fin du séjour, la longueur de leurs télomères, gage de longévité de leurs cellules, avait augmenté de 30 %.

Entraîner son optimisme

Les effets bénéfiques de l'optimisme sur les individus, dans les espaces publics et privés, au travail, à l'école, chez soi, ont suffisamment convaincu pour que des chercheurs s'intéressent aux moyens d'augmenter le niveau d'optimisme de chacun. Comme un muscle, l'optimisme s'entraîne et se renforce quand on prend soin de lui. C'est un apprentissage, pas à pas, qui s'adapte à la personnalité de chacun, en fonction de ses possibilités et de son caractère. Être réaliste avec soi-même est déjà une façon de pratiquer une forme d'optimisme, en se fixant des objectifs atteignables.

Du plus simple au plus compliqué, beaucoup de chemins mènent à l'optimisme. Il y a le très joyeux travail inspiré de la psychologie positive de Florence Servan-Schreiber[1], proposant des recettes pratiques pour les futurs optimistes, qui tomberont aussi souvent que les pessimistes mais se relèveront avec plus d'aisance. Ils auront appris à voir la part positive de leurs échecs,

1. Florence Servan-Schreiber, *3 Kifs par jour et autres rituels recommandés par la science pour cultiver le bonheur*, Marabout, 2011.

ceux-ci leur donnant plutôt l'envie de se lancer dans de nouveaux projets ambitieux.

Et, en cas de grosses difficultés, de séquelles post-traumatiques par exemple, les patients peuvent compter sur l'EMDR (*Eye Movement Desensitization and Reprocessing*), une thérapie de désensibilisation des psychotraumas – lorsque le cerveau n'arrive pas à *digérer* un événement – et de retraitement par les mouvements oculaires. Il s'agit de stimuler un mécanisme neuropsychologique complexe, par une stimulation sensorielle bi-alternée de mouvements oculaires, ou de stimuli auditifs avec un casque, des sons à droite et à gauche, ou tactiles, avec des manettes vibrantes alternativement à droite et à gauche. C'est un processus conscient du patient qui permet de revivre des vécus traumatiques et de les mettre à distance, puis d'y associer des pensées positives afin d'évacuer définitivement les troubles associés au traumatisme.

Les gestes vertueux

Découvrez les quatre phases de la méditation

Le travail de Wendy Hasenkamp, neuroscientifique à l'université d'Atlanta, aux États-Unis, a permis de découvrir le cycle des quatre phases de la méditation, activant quatre réseaux neuronaux différents. Première étape, le vagabondage mental, un flottement, les pensées vont et viennent. Deuxième étape, la prise de conscience de cet état, suivie par la troisième phase qui opère un déplacement de l'attention pour aboutir à la focalisation, et la quatrième phase du processus qui modifie l'état de conscience et procure un état de bien-être.

Faire l'amour

Déclencher le désir et laisser parler sa libido. L'amour agirait sur les télomères en évitant qu'ils ne se raccourcissent et ne mettent ainsi fin à l'activité cellulaire. Ce constat[1] a été fait par des chercheurs californiens comparant la longueur des télomères d'un groupe de femmes à leur déclaration sur la fréquence de leurs rapports sexuels. Celles ayant annoncé des rapports hebdomadaires présentaient des télomères plus longs. Et pour les scientifiques de la British Psychological Society des rapports trois fois par semaine assureraient une allure juvénile, évaluée entre sept et douze années en moins.

Jamais sans votre kit spécial optimiste

Ne quittez plus votre kit pour voir le monde d'un œil neuf. Pour cela, vous n'êtes pas obligé de rejoindre la Ligue des optimistes, une association qui s'est donné

1. Publié dans la revue *Psychoneuroendocrinology*.

pour mission de promouvoir l'optimisme dans tous les domaines de la vie courante, mais vous pouvez toujours vous inspirer des conseils de ces spécialistes ayant rejoint le réseau international des Optimistes sans frontières, comptant dans ses rangs de nombreux pays.

Il y a plusieurs étapes clés, la première étant de prendre la décision de devenir optimiste et de s'engager à le devenir résolument. La seconde étant de persévérer. C'est un travail de fond. Et cela requiert d'effectuer un tour d'horizon de son passé et d'identifier parmi les difficultés rencontrées, les aspects positifs de ces situations. Apprendre à reconsidérer les événements avec un recul critique et bienveillant enrichit la mémoire de nouvelles approches constructives, aide à moins appréhender l'avenir, vu alors comme une opportunité et non comme un danger.

Puis essayer de dresser la liste de toutes les choses que vous estimez positives au sein de votre vie privée, de votre vie professionnelle. Et, chaque fin de journée, établissez un bilan des temps forts, les échanges réussis, les rencontres, les travaux finalisés. C'est une façon d'exercer votre esprit à repérer les points d'appui qui vous aideront à avancer dans la vie. Au lieu de vous laisser fasciner par les mauvaises nouvelles qui arrivent de toute part, concentrez votre attention sur les bonnes. Ce sont elles qui vous donneront l'énergie d'affronter les difficultés, que vous n'avez pas oubliées pour autant, mais sans les craindre.

Plus de liens, moins d'écrans

Depuis l'avènement du smartphone, le premier des écrans consultés, l'écran tactile dans votre poche est devenu une drogue dure. Adultes, adolescents et enfants, tout le monde est touché et perd avec ces machines mille et une occasions de nouer des liens, vitaux pour l'équilibre psychosocial. Alors, en attendant la journée mondiale sans smartphone, au mois de février, voici quelques moyens simples pour commencer une détox numérique.

Tout d'abord, désactiver toutes les notifications, ces fils à la patte qui vous incitent à regarder quels nouveaux messages (Facebook, Instagram, WhatsApp, SMS, etc.) vous avez bien pu encore recevoir. Au restaurant, à un dîner, dans une assemblée, en réunion, en rendez-vous avec des amis ou non, pas de smartphone en évidence sous votre nez, mais dans une poche ou dans un sac, pour éviter de vous laisser distraire par un écran qui, si vous le laissez faire, finira par devenir votre seul interlocuteur. Une autre astuce est de régler l'écran sur le mode noir et blanc, nettement moins attractif que le mode multicolore.

Il est important aussi de réguler l'usage de son téléphone : le ranger en arrivant chez soi par exemple et, surtout, désactiver le réseau avant de se coucher, particulièrement si votre smartphone vous sert de réveil. Vous pouvez décider également de vous faire aider par des applications spécialisées, du type *Flipd*, qui bloque les fonctions de votre appareil pour une période choisie, pour travailler en paix ou regarder les étoiles en bonne compagnie.

Faites respirer vos pensées

Souvent les émotions nous aveuglent. Elles sont comme des pensées prises pour des vérités instantanées, parce qu'elles émanent de nous. Mais, à y regarder de plus près, elles n'ont rien demandé sinon un peu de recul pour être évaluées à leur juste valeur. C'est pourquoi il est bon de prendre le temps de leur apprendre à respirer, en attendant de leur donner une place utile dans nos réflexions.

Pardonnons-nous

La tolérance, avoir des égards pour soi et les autres, est une qualité à pratiquer sans modération, une vertu souveraine, comme la compassion. Il faut apprendre à comprendre les situations dans lesquelles nous sommes impliqués et passer à l'action opportunément, en tenant compte de ses valeurs.

S'occuper des autres

Sara Konrath, professeur de psychologie sociale de l'université du Michigan, a mené une enquête auprès de 10 317 personnes, et a conclu que les bénévoles cherchant à aider les autres sans contrepartie extérieure vivent plus longtemps que ceux qui ne le font pas. Sur les 2 384 personnes non bénévoles de l'échantillon, 4,3 % d'entre elles étaient décédées dans les quatre années suivantes, pour seulement 1,6 % des bénévoles décédés dans le même temps.

Matthieu Ricard, docteur en génétique cellulaire et moine bouddhiste tibétain, a démontré, lors d'une conférence donnée en 2017[1], et dans son livre[2], que la survie de l'espèce humaine est due à la coopération et non à la loi du plus fort : « L'altruisme ne se cantonne pas à la seule psychologie, il a des extensions, des ramifications, des implications dans bien d'autres champs, dont le champ écologique, mais aussi politique. »

Ce souci désintéressé du bien d'autrui est un projet bien plus grand que soi-même, c'est un moteur personnel et sociétal qui aide au bien-être et à la santé de

1. Conférence donnée au Conseil économique social et environnemental, intitulée : *Pourquoi l'altruisme est une réponse aux défis de notre temps*.

2. Mathieu Ricard, *Plaidoyer pour l'altruisme. La force de la bienveillance*, NiL Éditions, 2013.

tous. Car « l'amour est la seule chose qui double chaque fois qu'on le donne », disait le prix Nobel de la paix, le médecin Albert Schweitzer. Croyons-le, c'est un *sachant*, il parle d'expérience.

CONCLUSION

L'AVENIR

Le calendrier maya prévoyait la fin du monde en 2012, mais il signalait en réalité la fin d'une ère, celle du Poisson, où dominait la technologie. Depuis, notre chère planète est entrée dans une nouvelle période placée sous le signe du Verseau, où l'énergie gouverne.

Cette nouvelle ère énergétique explique du point de vue astrologique l'essor des médecines douces et naturelles, qui utilisent les énergies, comme la médecine quantique. On assiste à un éveil commun des consciences, à une remise en cause de nos modes de vie trop consuméristes, pour des alternatives plus proches de la nature, plus respectueuses de l'environnement.

Les plus jeunes générations ont pris acte de ces enjeux et rejettent désormais les traitements médicamenteux à outrance pour privilégier, dans la mesure de leur efficacité thérapeutique, une prise en charge à base de plantes. Le sport, une alimentation choisie, les techniques anti-stress (méditation, yoga, etc.) font désormais partie de leurs pratiques quotidiennes. C'est une hygiène de vie, à la recherche du meilleur équilibre pour favoriser épanouissement et bien-être, et qui passe par l'amour et le respect de soi.

C'est aussi une philosophie ou un art de vivre, qui devraient être communs à tous, et que la médecine de la beauté accompagne de son savoir-faire médical, aidée des performances de toutes les technologies innovantes et non invasives pour les patients. À l'image de la nouvelle machine récemment conçue pour la NASA afin d'aider les astronautes à récupérer de leur voyage en apesanteur. Dans l'espace, sans gravitation, il se produit une fonte musculaire qui constitue un risque lors du retour sur Terre en réduisant la mobilité, la force, l'équilibre et, surtout, le maintien d'une posture correcte.

La bonne nouvelle est que cette technologie, qui aide le corps à rétablir ses niveaux d'hormones naturellement, sans prise de suppléments exogènes, a démontré d'autres applications, profitables à tous. Elle induit une sécrétion endogène de l'hormone de croissance qui diminue avec l'âge, une augmentation du nombre et de l'amplitude des pics de sécrétion nocturne. Les effets de la baisse de la sécrétion hypophysaire de cette hormone sont connus : déstructuration du sommeil, augmentation des risques cardio-vasculaires, réduction de la masse musculaire, augmentation de la masse grasse, essentiellement viscérale, apparition précoce de perte osseuse (ostéopénie).

La machine mise au point pour la célèbre agence spatiale américaine consiste à mettre le sujet en mouvement pendant vingt et une minutes avec un système de compression musculaire et de refroidissement, sous le contrôle d'un algorithme, et à entraîner une augmentation significative de l'hormone de croissance. Un meilleur taux de cette dernière joue alors un rôle trophique pour les muscles et les os, stimule la synthèse du collagène et inhibe la dégradation des protéines musculaires. Les taux d'hormone de croissance et de testostérone sont alors nettement améliorés, conduisant à une bonne qualité de sommeil, à un regain de vitalité et à la disparition des principaux effets secondaires de la baisse de l'hormone de croissance.

Vitalité, sommeil de qualité, libido retrouvée, diminution de la masse grasse viscérale, augmentation de la masse musculaire et de la masse osseuse, diminution des troubles cognitifs et des risques cardio-vasculaires, tous ces paramètres sont aujourd'hui étudiés scientifiquement au sein de mon cabinet, premier centre pilote des applications de cette technologie en France.

Mais il y a d'autres réponses très performantes que je préconise en tant que praticienne, défenseuse d'une médecine préventive et prédictive, c'est l'étude du génome (l'analyse des facteurs de risque et l'assainissement d'un terrain délétère), l'étude du microbiote. Et pourquoi pas, dans un avenir proche, le traitement de l'acné par réensemencement du microbiote cutané ? Ou, dans un avenir encore plus proche, un programme d'épigénétique à la carte, afin d'optimiser ses chances de rester beau, en bonne santé et bien dans sa vie ? Oui à une longévité accrue, à la condition que s'allonge d'autant la qualité de vie !

Les merveilleux mécanismes du corps humain n'ont pas fini de nous apporter de nouvelles réponses. Il existe des procédés actuellement expérimentés de stimulation du cerveau pour réagir naturellement aux atteintes de l'âge, recouvrer la santé après un dysfonctionnement ou simplement se maintenir en pleine santé. Ce sont toutes ces voies d'avenir que j'emprunte avec la médecine de la beauté, pour que s'élabore une nouvelle façon de vivre où la beauté, la santé et le bien-être soient plus que jamais à l'honneur !

Pour aller plus loin

Léonard Antony (et Dr Adrian Chaboche), *Libérez-vous de la fatigue. Et profitez de la vie !*, J'ai lu, 2019.

Dr Elizabeth Blackburn (et Dr Elissa Epel), *L'Effet télomère. Vivre plus jeune, plus longtemps, en meilleure santé*, Guy Trédaniel, 2017.

Alain de Botton (et John Armstrong), *Art et Thérapie*, Phaidon France, 2017.

Céline Charlap, *La Fabrique de la ménopause. Genre, apprentissage et trajectoires*, thèse soutenue le 7 juillet 2015, CNRS Éditions, 2019.

Dr Claude Dalle, *Le Guide pratique de la médecine anti-âge*, Thierry Souccar Éditions, 2007.

Pr Gilbert Deray, *Choisissez votre destin génétique*, Fayard, 2018.

Giulia Enders, *Le Charme discret de l'intestin. Tout sur un organe mal aimé*, Actes Sud, 2017.

Dr Danièle Flaumenbaum, *Femme désirée, Femme désirante*, Payot & Rivages, 2006.

Dr Jennifer Günter, *La Bible du vagin*, Paperback, 2019.

Cheikh Nefzaoui, *Le Jardin parfumé*, Picquier, Poche, 2012.

Willy Pasini, *Libre et parfois effrontée. Toutes les nuances de la sexualité féminine*, Odile Jacob, 2014.

Dr Qing Li, *Comment la forêt nous soigne*, First Éditions, 2018.

Françoise Rapp et Isabelle-Sophie Lecorné, *L'Aromathérapie et ses bienfaits*, Flammarion, 2007.

Joël de Rosnay, *La Symphonie du vivant. Comment l'épigénétique va changer votre vie*, Les Liens qui libèrent, 2018.

Hans Selye, *Stress in Health and Decease*, Butterworth-Heinemann, 1976.

Catherine Testa, *Osez l'optimisme ! 10 clés pour réenchanter votre quotidien*, Michel Lafon, 2018.

Table

RÉALISATION : NORD COMPO À VILLENEUVE-D'ASCQ
ACHEVÉ D'IMPRIMER SUR ROTO-PAGE
PAR L'IMPRIMERIE FLOCH À MAYENNE
DÉPÔT LÉGAL : JANVIER 2021. N° 144851 (96057)
Imprimé en France